너의 심장 있는 곳에 머리도 두어
두려워해야 할 미래보다 경계할 것은
두려움 그 자체임을 깨닫게 하라.

미래의 가치는 찾는 이에겐 오지 않지만
만들어 가는 이에게는 다가온다.

- 엘리어트 조 -

스스로 일자리를 창출하라

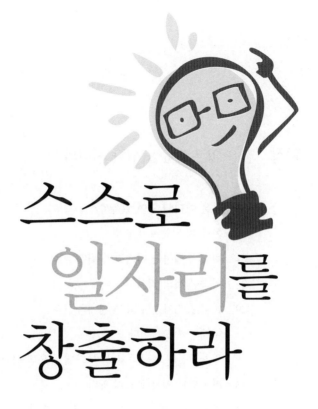

스스로
일자리를
창출하라

가능성! 그것은 실행하는 자의 것!

신종훈 지음

아름다운사회
Beautiful Society

차례

제1장 꿈을 잃은 젊음을 위한 시대의 창

제2장 인생과 거래하지 말고 투자를 하라

꿈을 잃은 젊음을 위한
시대의 창

꿈을 잃은 젊음을 위한 시대의 창

돈은 어디에 모여 있을까?

고3시절 하면 뭐가 생각납니까? 아마 쏟아지는 잠과 사투를 벌이던 순간이 가장 기억에 남을 겁니다. 왜 그렇게 잠에 허기가 졌는지 지금 생각하면 그 이유가 알쏭달쏭하죠? 자, 어쨌든 인생에서 두고두고 기억에 남을 만한 치열한 시절을 견뎌내고 대학에 들어왔습니다. 좋죠? 1학년 때까지는 마냥 좋습니다. 좀 낯설긴 하지만 얼마나 설레는 순간입니까. 아무것도 모르고 적응해보겠다고 이리저리 뛰어다닐 때가 가장 풋풋하고 자유롭고 신선하지요. 거기까지입니다. 2학년만 되어도 벌써부터 사회생활을 위한 스펙 쌓기에 돌입해야 하니까요.

물론 남자들은 군대에 갔다 와야 하기 때문에 2학년까지도 철없다는 말을 많이 듣습니다. 군대에 갔다 오면 죄다 까먹을 건데 뭐 하러 미리 준비를 하느냐는 생각을 하기 때문이지요. 그러니 2학년 때까지는 그럭저럭 여유가 있는 편입니다.

3학년이 되면 분위기는 확 달라집니다. 정보 안테나를 바짝 세우고 하나라도 더 주워듣겠다고 긴장합니다. 그럴 수밖에 없습니다. 최소한 3학년부터 준비를 해야 입사지원서를 100군데에 냈는데 전화 한 통 못 받았다는 하소연을 피할 수 있으니까요. 아니, 그때부터 준비를 해도 부름을 받지 못하는 경우가 많습니다.

부모님이 허리띠를 졸라매가며 등록금을 대주셨든, 스스로 불철주야 아르바이트를 해서 학교를 다녔든 일단 졸업을 하면 내 인생 내가 꾸려가야 합니다. 그때부터 돈과의 전쟁이 벌어지는 겁니다. 인생을 스스로 꾸려간다는 거 생각보다 쉽지 않습니다. 물론 이런저런 궁리는 많이 합니다. 무엇을 해서 먹고살 것인지, 어떤 일을 해야 나에게 이득이 되는지, 내가 잘할 수 있는 일은 무엇인지 등 온갖 생각이 머릿속을 휘젓습니다. 그래도 궁극의 목적은 돈입니다. 그것을 손에 넣어야 시쳇말로 사람답게 살 수 있으니까요.

돈에 관심이 많습니까? 돈을 벌고 싶습니까? 아마 그

럴 겁니다. 다 해져서 낡아 빠진 1,000원짜리라도 많기
만 했으면 좋겠다는 게 솔직한 심정일 겁니다. 그 돈이
어디에 있을까요? TV 뉴스나 신문에서는 뻑 하면 억, 억
을 외치고 심지어 조, 조 하는데 상상조차 안 되는 그 돈
은 대체 어디에 모여 있을까요?

'돈' 하면 가장 먼저 은행이 생각나죠? 돈에 쪼들리는
사람들은 흔히 "은행이라도 털어야겠다."고 농담을 하
잖습니까. 우리나라의 시중은행에 돈이 얼마나 묶여 있
는지 아십니까? 그거야 상황에 따라 바뀌지만 2011년 4
월 현재 시중은행의 총 수신규모는 약 739조 원이라고
합니다. 도무지 감이 잡히지 않는 숫자라고요? 아, 글을
쓰는 저도 그렇습니다. 더 통 큰 얘기를 해볼까요? 우리
나라 전체를 떠돌아다니는 돈이 6,000조가 넘는 답니다.
그렇다면 739조는 모기 발의 피 정도는 되겠네요.

돈은 은행이 아니라 '경제'라는 곳에 모여 있습니다.
돈이 은행금고 안에 갇혀 햇빛 볼 날만 학수고대하고 있
는 것이 아니라, 경제의 사이클 안에서 끊임없이 움직이
고 있다는 얘깁니다. 그러면 여러분도 그 경제 사이클에
숟가락을 턱 얹어야죠. 아니면 삽자루를 들고 원하는 만

큼 돈을 퍼 담아도 좋습니다. 너무 욕심을 부리지는 마십시오. 돈이라는 것은 필요한 만큼만 있으면 되는 거 아닙니까?

중요한 것은 누가 필요한 만큼 퍼 담느냐 하는 겁니다. 주변을 둘러보십시오. 이 정도면 됐다 하고 만족하는 사람 보았습니까? 별로 없죠. 아니, 거의 없습니다. 대개는 하루하루를 빠듯하게 보냅니다. 어디를 봐도 돈에 대한 갈증 때문에 목마른 사람투성이입니다.

왜 그럴까요? 그건 돈을 퍼 담는 방식을 모르기 때문입니다. 경제 사이클 안에서 자유롭게 오고가는 돈을 퍼 담으려면 그 방식을 알아야 합니다. 사람들은 대개 두 가지 방식 중 하나를 선택하거나 그 두 가지를 모두 선택합니다. 그것은 바로 직장생활과 자영업입니다.

돈을 퍼 담는 방식에 그 두 가지만 있는 것은 아닙니다. 혹시 전 세계적으로 센세이션을 불러일으킨 『부자 아빠 가난한 아빠』라는 책을 읽어 보았습니까? 백만장자 로버트 기요사키가 쓴 책인데 돈에 대한 우리의 통념을 와장창 부수면서 폭발적인 인기를 끌었죠. 그 책에서 로버트 기요사키는 돈의 흐름을 1/4분면, 2/4분면, 3/4

분면, 4/4분면으로 나눠 이야기하고 있습니다.

첫째는 임플로이(employee, 고용인)로 직장생활을 하는 사람을 말합니다. 둘째는 셀프 임플로이(self employee, 조직에 속해 있으면서 회사의 자산을 이용해 자영업을 한다는 감각으로 일하는 사람)입니다. 셋째는 자영업자인 비즈니스 오너이고, 마지막으로 인베스터(investor), 즉 투자가입니다. 이게 바로 돈을 퍼 담는 방식입니다. 그런데 사람들은 대개 임플로이나 셀프 임플로이를 선택합니다.

사회생활을 하자면 어떤 방식이든 선택을 해야 합니다. 학교를 졸업하고 사회에 나가면 보통 '집과 직장' 혹은 '집과 가게' 중 하나를 선택합니다. 특히 사회 초년생이 꿈까지 생각하기는 어렵습니다. 대개는 집과 직장을 오가거나 집과 가게를 왔다 갔다 하는 자영업을 선택하게 마련이죠.

돈을 퍼 담는 4가지 방식

여러분에게 '돈'은 어떤 의미입니까? 아니, 돈은 왜 필요한 걸까요? 돈은 단순히 먹고살기 위한 수단만은 아닙니다. 돈이 있어야 하고 싶은 일도 할 수 있고 의미 있는 일도 도모할 수 있습니다. 그런 것을 가능케 해주는 수단, 즉 매개체가 바로 돈입니다.

그래서 열심히 돈을 퍼 담습니다. 물론 삽질이 아니라 숟가락질입니다. 대부분 성에 차지 않는 쥐꼬리 수준의 돈을 법니다. 그렇게 4, 5년을 벅벅 기다 보면 '어, 이게 아닌데' 하는 생각이 듭니다. 아니, 무엇 때문에 그렇게 시간에 쫓기고 인생에 휘둘리는지 알지 못하는 경우도 많습니다. 직장생활 4년차, 5년차가 되면 결혼을 해서 애를 한둘 낳습니다. 지켜야 할 것과 책임질 일이 확 늘어나는 겁니다. 그러니 정신없이 시간에, 인생에 쫓기게 됩니다. 아무리 열심히 일해도 들어오는 것은 성에 차지 않고 쓸 일만 산더미처럼 쌓입니다.

그러다 어느 날 문득 회의감이 느껴집니다. 대개 직장 생활 4년차, 5년차가 되면 '이건 내가 원하던 삶이 아닌데' 하는 회의감이 찾아옵니다. 그때가 고비입니다. 자영업을 해도 마찬가지입니다. 정말 열심히 일하는데도 늘 부족하고 허덕이기 때문입니다. 아침에 집을 나서서 저녁에 돌아갈 때까지 입에서 단내가 나도록 뛰는데 손에 남는 게 거의 없다면 허무하지 않겠습니까? 현실적으로 남기는커녕 적자이기 일쑤입니다.

그렇게 다람쥐처럼 쳇바퀴를 도는 방식으로는 필요한 만큼 돈을 벌 수 없습니다. 현재의 방식을 고집하는 한 자신이 적자인생에서 벗어날 수 없으리라는 걸 깨닫는 순간 회의감이 찾아오는 겁니다. 그렇다면 필요한 만큼 돈을 버는 사람이 있을까요? 네, 있습니다. 귀가 확 열리고 눈이 번쩍 뜨이는 이 대답은 분명 허구가 아닙니다. 로버트 기요사키가 말한 4가지 방식을 떠올려보십시오.

원하는 만큼 돈을 벌려면 임플로이나 셀프 임플로이

가 아니라 비즈니스 오너 혹은 인베스터 쪽으로 나아가야 합니다. 직접 사업을 하거나 어딘가에 투자를 해야 한다는 얘기입니다. 이 두 가지 방식이 아니면 원하는 만큼 돈을 벌기는 지극히 힘듭니다. 임플로이와 셀프 임플로이는 벌어들일 수 있는 한계가 빤하기 때문입니다. 갈수록 소비할 게 늘어나는 것과 달리, 버는 것은 쥐꼬리든 고양이꼬리든 주어지는 액수를 그냥 받아들일 수밖에 없으니까요.

자, 여러분이 드디어 결심을 했습니다. 좋아, 나도 내 사업을 해보자. 그 순간 여러분은 두루뭉술한 돌이었다가 모난 돌로 변신하게 됩니다. 다른 사람과 차별화되면서 눈에 확 띄는 겁니다. 그러면 직장 선배나 주위의 수많은 사람들이 한마디씩 해댑니다.

"네 마음은 알겠다만 세상이 그렇게 만만하진 않단다."

"못 견디고 뛰쳐나가는 사람 중에서 95퍼센트가 쫄딱 망하더라."

"바닥에서 기고 싶어? 함부로 까불지 마. 인생 별 거 없어. 그냥 그럭저럭 사는 데도 나름 의미가 있어."

부정적인 언어의 폭풍에 휩싸이면 고민이 깊어집니다. 그러다가 정말로 쫄딱 망해서 저 혼자만 세월을 10년이나 앞서간 것처럼 폭삭 늙어버린 사람을 보면 간이 콩알만 해집니다.

'내가 저 꼴이 될 수도 있겠구나.'

이렇게 덜컥 자기 한계를 그어 놓고 꿈까지 바짝 쪼그라들어 그럭저럭 버티는 길을 택하는 사람이 아주 많습니다. 쪽박을 차느니 꿈이나 의미는 내던지고 그냥 버텨보자는 쪽으로 돌아서는 겁니다. 하긴 찾으려고 들면 어디에서든 의미든 행복이든 찾을 수 있습니다. 자기 합리화만 하면 간단한 거 아닙니까.

'가끔 저녁 늦게 동료들과 삼겹살을 구워먹으며 소주 한 잔 기울이는 것도 나름대로 행복한 일이야.'

네, 충분히 그럴 수 있습니다. 그게 보통사람의 당연한 삶처럼 여겨지기도 합니다. 어찌 보면 슬픈 자화상이라고 할 수 있는데, 그걸 안정을 위한 당연한 대가라고 생각하는 사람도 있습니다. 그게 안정적인 삶인지는 잘 모르겠습니다. 제가 하고 싶은 말은 주위 사람들의 말에 휘둘려 스스로 기회의 문을 닫는 것은 어리석은 선택이

라는 겁니다. 주위의 충고, 조언, 분위기, 환경은 좋게 말
하면 문화이고 나쁘게 표현하면 '세뇌'입니다. 그런 문
화에 휩쓸리면 그럭저럭 평범하게 살아갈 수 있습니다.
하지만 평범함은 곧 비범함을 포기하는 것과 같습니다.

쥐 경주에서는 이겨봤자 쥐다

현실을 돌아볼 때마다 마음이 콕콕 찔리지만, 그래도 현실은 인정해야만 합니다. 대학 들어갈 때 상위권, 중위권, 하위권 따지죠? 사회도 마찬가지입니다. 사회에서 잘나가는 사람은 잘해야 15퍼센트, 아니면 10퍼센트에 지나지 않습니다.

그 잘나가는 사람들이 예순 살 정도가 되면 어떤 위치에 있는지 아십니까? 자녀 둘을 알뜰하게 키워 결혼할 때 3,000만 원씩 대줄 능력을 갖춥니다. 자신의 노후를 위한 준비로는 점포 하나, 아파트 한 채 그리고 현금 1억 원 정도를 가지고 있습니다. 잘나가던 시절을 뒤로하고 예순 살이 되어 정년퇴직하면 여든 살, 아흔 살이 될 때까지 그 돈을 쪼개 먹고사는 겁니다. 다른 일에 눈을 돌렸다가는 큰일 납니다. 원금 보전도 못해서 땅을 치고 후회하기 십상이지요. 젊은 시절에 잘나간 덕분에 얻는 대가는 이게 전부입니다.

그런데 이런 삶조차 환상적이라고 생각하는 사람이 80~85퍼센트에 이릅니다. 그렇게 살아봤으면 여한이 없겠다고 말하는 사람이 그 정도에 이른다는 얘기입니다. 예순 살이 되면 대개는 자식에게 빌붙어서 눈치를 보거나 단돈 5만 원도 지원받지 못해 일거리를 찾아 헤맵니다. 살아 있는 한 어떻게든 먹고살아야 하지 않습니까. 대부분 무심히 지나치지만 입에 밥을 떠 넣는다는 것은 숭고한 동시에 굉장히 치사한 일입니다.

미국에서 정년퇴직한 사람들 중 98퍼센트가 다시 일을 한다고 합니다. 그중 6퍼센트는 자아계발을 위해 일하지만 92퍼센트는 돈이 필요해서 일합니다. 한마디로 젊은 시절에 노후 대비를 해놓지 못한 겁니다. 그들이 게을러서 그런 걸까요? 절대로 그렇지 않습니다. 그들은 젊은 시절에 나름대로 열심히 살았습니다. 아니, 최선을 다해 살아온 사람이 더 많습니다. 그래도 남는 게 없었다는 겁니다. 그렇다면 뭔가 생각을 다시 해봐야 하지 않을까요?

다행인지 불행인지 그럭저럭 노후를 준비한 10퍼센트의 사람들은 나머지 90퍼센트에 속하는 사람들 주위에서 볼 수 없습니다. 거의 눈에 띄지 않습니다. 노후를 준비하지 못한 90퍼센트의 주위에는 그들과 비슷한 사람들만 모여 있습니다. 그래서 서로서로 위로를 받습니다. 앞을 봐도 옆을 봐도 그리고 뒤를 봐도 다들 그렇고 그렇게 살아가니까요. 그러다 보니 그런 삶이 지극히 정상적인 것이라고 착각합니다. 그게 바로 문화이자 세뇌입니다.

그것은 평범한 삶이긴 해도 정상적인 삶은 아닙니다. 아니, 비정상적인 삶이죠. 그들은 왜 비정상적인 삶을 사는 걸까요? 바로 구조적인 모순 때문입니다. 그렇다고 여러분에게 사회를 탓하라고 하는 건 절대 아닙니다. 결국 선택은 자신의 몫이니까요.

평범한 삶에 묻혀 나이를 먹고 하나하나 포기하면 흔히 '철이 든다'고 말합니다. 반대로 30대 중반이나 40대가 되어서도 자신의 꿈을 좇기 위해 평범함을 거부하는 사람은 철딱서니가 없다고 하죠. 우리 사회에서는 좋은 대학 나와 대기업에 취직해서 상사와 싸우지도 않고 다른 일에 눈길도 돌리지 않는 사람을 진국이라고 부릅니다. 별 탈 없이 살아가니 무난하다는 겁니다. 자신의 꿈을 꾹꾹 누르고 집과 직장을 오가며 하루하루를 견뎌내는 것을 썩 괜찮은 삶으로 보는 것입니다.

한마디로 시계추 인생이죠. 이런 인생을 두고 로버트 기요사키는 랫 레이스(rat race), 즉 쥐의 경주라고 표현했습니다. 다람쥐가 쳇바퀴를 돌듯이 같은 트랙을 계속 왔다 갔다 한다는 의미입니다. 여기에서 벗어나지 않으면 젊은 시절에 죽어라고 일하고도 노후에 남은 게 없어서 먹고살 걱정을 해야 합니다.

혹시 로버트 기요사키의 랫 레이스 게임을 알고 있습니까? 이것은 시장경제를 배울 수 있는 게임으로 알려져 있는데 대학생들 사이에 굉장히 인기가 있습니다. 흥미롭게도 그 게임기를 구입해 게임을 시작한 사람은 거의 다 파산한다고 합니다. 랫 레이스에서 빨리 벗어나지 않으면 파산하고 만다는 경각심을 주는 게임기인 셈입니다.

삶의 지혜에 눈을 떠야 합니다. 여러분이 학교에서 배우는 것은 지식일 뿐 결코 지혜가 아닙니다. 더 중요한 사실은 인생에서 정말로 절실히 필요한 것은 틀에 박

힌 지식이 아니라 지혜라는 겁니다. 저는 학교에서 사인
을 미분하면 코사인이 된다는 말을 지겹도록 들었지만,
사회생활을 하면서 그 지식을 단 한 번도 써먹은 적이
없습니다.

익숙한 것의 역설

대학생활을 낭만으로만 꽉 채워도 진로를 걱정할 필요가 없던 시절도 있었습니다. 우리나라가 한창 성장기를 구가하던 시절에는 그랬습니다. 하지만 지금은 낭만에 더해 왜 사는지, 무엇 때문에 사는지, 어떻게 살아야 하는지 나름대로 테마를 세울 필요가 있습니다. 그것도 대학 1, 2학년 때부터 말입니다. 3, 4학년이 되면 이미 마음이 조급해집니다.

사람이 마음의 여유를 잃으면 현명한 판단을 하기가 어렵습니다. 마음의 여유가 있는 1, 2학년 때 인생에 대해 관심을 갖고 자기 인생을 살리는 쪽으로 가치관을 세워나가야 합니다. 인생의 선배로서 가장 권하고 싶은 것은 책을 많이 읽으라는 겁니다. 적어도 한 달에 두 권 이상 읽어야 합니다. 그러면 일 년에 스물다섯 권 정도는 읽을 수 있습니다. 가치관을 세워나가는 1, 2학년 때 다양한 책을 읽으면 우리에게 익숙한 문화, 즉 세뇌에서 벗어날 수 있습니다.

익숙한 것이 다 좋은 것은 아닙니다. 물론 편안하긴 합니다. 그러나 그렇게 사는 것이 삶의 일반적인 규칙은 절대 아닙니다. 단지 그것이 정상적인 삶이라고 세뇌를 당한 것에 불과합니다. 한마디로 왜곡된 시각이자 편견입니다. 사실을 말하자면 그런 편견을 버리고 자신이 정말로 하고 싶은 일을 하면서 자유롭게 살아가는 사람들도 있습니다. 그러나 평범한 시각에 길들여지면, 평범한 삶이 좋은 것이라는 세뇌를 당하면 그렇게 살아가는 사람들이 보이지 않습니다. 믿는 만큼만, 생각하는 만큼만 보이게 마련입니다.

그렇다고 돈을 충분히 벌어야만 자유로운 삶을 살아갈 수 있는 것은 아닙니다. 돈은 자기 그릇만큼 버는 것이 가장 좋습니다. 자기 그릇보다 더 많은 돈을 벌면 그것은 축복이 아니라 독입니다.

대학시절은 자신의 그릇을 키워갈 수 있는 좋은 기회입니다. 여러분은 그릇을 넉넉히 키워 원하는 만큼 돈을 벌 기회를 움켜쥘 수 있습니다. 청춘은 젊어서 좋은 게 아니라 기회가 풍부해서 좋은 것입니다. 그것은 여러분이 어떤 가치관을 정립하느냐에 달린 문제입니다. 넉넉한 마음으로 늘 '생각하는 로댕'이 되어야 합니다. 생각의 끈을 놓아버리면 그때부터 퇴보가 시작됩니다. 잘해야 이 사회가 만들어 놓은 틀에 짜 맞춰질 뿐입니다. 여러분이 생각을 넓고 깊게 활용하기 시작하면 생각은 생산적인 일을 척척 해냅니다.

나름대로 가치관을 세우지 않고 사회에 진출할 경우, 자신도 모르게 기존의 문화와 편견 속에 파묻히게 됩니다. 사람은 앞서간 사람들을 보면서 '아, 이럴 땐 이렇게 해야 하는구나'라고 배우게 마련입니다. 자기중심을 세우지 못한 사람이 선배, 형, 부모, 친구의 잣대에 이리저리 휘둘리는 건 당연합니다. 백지상태에서 고스란히 세뇌를 당하고 마는 겁니다.

그런 문화 속에서 그럭저럭 살아가는 것을 당연하게 받아들이면 여러분의 사고방식은 점점 굳어갑니다. 랫 레이스에서 절대 벗어나지 못하게 되는 겁니다. 그저 정신없이 페달을 밟을 수밖에 없는 처지로 전락하는 것입니다.

돈이 흘러가는 길목을 지켜라

정말로 돈을 벌고 싶다면 '경제'를 알아야 합니다. 성공한 사람들의 책을 읽어 보면 거의 이구동성으로 똑같은 말을 합니다.

"돈은 굉장히 빠르게 움직이기 때문에 돈을 쫓아가면 돈을 벌 수 없다."

돈이 움직이는 속도는 여러분보다 훨씬 빠릅니다. 돈은 길목을 지키며 기다려야지 쫓아가면 절대 붙잡을 수 없습니다. 노련한 사냥꾼은 짐승의 뒤를 쫓는 게 아니라 길목에 서서 기다립니다. 그것이 가장 노련한 사냥꾼의 자세입니다.

돈의 흐름은 어떻게 변해왔을까요? 돈은 물, 공기, 피와 같은 존재죠. 그거 없으면 생존이 힘드니까요. 그러면 경제는 뭐라고 표현할 수 있을까요? 경제는 바로 우물입니다. 인류가 채집생활을 하면서 먹이를 찾아 끊임없이 이동하던 시절에는 공동채집, 공동분배로 살아갔기 때문에 경제라는 게 없었습니다.

하지만 오늘날에는 어떻습니까? 사람을 호모 에코노미쿠스(경제인간)라고 표현할 정도입니다. TV 뉴스나 신문에서 단 하루도 경제라는 말이 빠지는 적은 없습니다. 심지어 인간은 경제적 동물로 불리기도 합니다. 사람이 살아가는 데는 경제도 필요하고 정치, 사회, 문화도 있어야 합니다. 그렇다면 정치, 사회, 문화는 모두 무엇을 바탕으로 해서 나오는 걸까요? 경제입니다. 경제가 없으면 그것은 존재할 수 없습니다.

특히 경제는 정치와 밀접한 관계가 있습니다. 경제단위를 많이 확보한 사람이 권력을 쥐게 마련입니다. 수렵이나 채집생활을 하던 시절에는 경제가 없었고 정치라고 해봐야 원시정치가 전부였습니다. 정치라는 말 자체가 없었지요. 당시에는 누가 권력을 더 많이 갖고 있었을까요? 모계중심이었으니 당연히 여성 쪽이었습니다.

그런데 약 7,000년 전 이집트에서 농경문화가 시작됩니다. 농사를 짓기 시작하면서 경제단위는 쌀이 되었습니다. 그 쌀이 어디에서 나옵니까? 땅입니다. 그러자 여기저기에서 조금이라도 더 갖겠다고 땅따먹기 전쟁을 벌이기 시작합니다. 전쟁은 여성이 잘합니까, 남성이 잘합니까? 남성이 잘합니다. 그때부터 남성의 주권이 강해지기 시작한 겁니다. 지금도 수렵이나 채집생활을 하는 몽고나 티베트 같은 곳에서는 여성의 힘이 더 막강합니다. 가령 몽고에서는 아들이 네 명이면 여성이 장남에게 시집을 가서 혼자 넷을 다 데리고 삽니다. 모계사회이기 때문에 자식을 낳아도 남성들이 내 자식이니 네 자식이니 싸울 일이 없습니다. 지금과 같은 부계사회는 농업화 이후에 형성된 것입니다.

세월이 흐르면서 경제단위는 또다시 바뀌기 시작합니다. 1765년에 제임스 와트가 증기의 원리를 깨닫게 되면서 1770년에 증기기관을 발명합니다. 그때부터 서구사회는 산업화 사회로 돌입하고 대량생산 체제가 자리 잡게 됩니다. 동시에 경제의 주체는 농산물이 아니라 공산품으로 바뀝니다. 한마디로 공업화 시대가 열린 겁니다. 돈이 되는 공산품은 어디에서 나옵니까? 바로 기업입니다. 권력은 경제를 따라가게 마련이고 공산품이 돈을 만

들어내니 권력은 당연히 기업이 갖고 갑니다.

여기가 끝은 아닙니다. 인간의 욕망은 끝이 없고 그것은 사회의 속성마저 계속해서 변화시킵니다. 공업화 이후에 찾아온 것은 바로 정보화 시대입니다. 정보화라는 말, 이 시대를 살아가는 사람이면 누구나 지겹도록 들어온 말일 겁니다.

다시 한 번 곰곰이 생각해봅시다. 농업화, 공업화, 정보화 하는 말은 왜 나오는 걸까요? 수렵이나 채집생활을 하던 시절에는 경제라는 게 없었는데, 시간이 흐르면서 어느 순간 '우물'이 생겼습니다. 그때부터 사람들은 떠돌아다니는 것이 아니라 모여 살게 됩니다. 변화의 한가운데에 있을 때는 그 우물이 어떤 형태인지, 색깔이 어떤지 잘 모릅니다. 하지만 후세 사람들은 알 수 있습니다. 시간이 지나고 후세 사람들이 보니 당시의 우물은 농업이었고, 95퍼센트가 농업과 관련된 일을 하며 살았던 터라 농업화라는 이름을 붙인 겁니다.

그런데 시간이 흐르면서 농업화 우물에 사람들이 모이지 않게 됩니다. 농업화 우물에는 겨우 5퍼센트밖에 모이지 않고 나머지 95퍼센트는 다른 우물로 모여들기 시작한 겁니다. 그 우물은 바로 공업입니다. 그래서 공업화라는 이름을 붙이게 된 겁니다.

과거의 이야기라고 해서 그냥 그런가 보다 하고 흘려들으면 절대 안 됩니다. 이것은 굉장히 중요한 정보입니다. 학창시절에는 대다수가 집에서 용돈을 타서 씁니다. 그러다 보니 아직은 돈에 대해 그다지 심각하게 생각하지 않습니다. 지금 이 순간에도 사람들은 그 우물로 모여들고 있습니다. 공업화와 색이 다른 정보화라는 우물을 떠가기 위해 애쓰고 있다는 얘기입니다. 그런데 여러분은 아직 그 우물 근처에도 가보지 못했습니다.

그 우물은 여전히 건재하고 물이 마르지도 않았습니다. 하지만 조금씩 우물이 줄어들고 있습니다. 여러분은 지금 무엇을 준비하고 있습니까? 물론 여러분은 그 우물 맛을 알고 있습니다. 부모님이 여러분을 위해 우물을 퍼 올리고 있으니까요. 지금 여러분은 준비단계에 있습니다. 우물을 퍼 올리기 위한 준비단계입니다. 대학 4학년의 경우에는 당장이라도 그 우물을 퍼 올리기 위해 뛰쳐나갈 준비가 되어 있어야 합니다. 어떻게든 비집고 들어가 물을 퍼 올려야 살아갈 수 있습니다.

미래는 **속도전이다**

우물을 퍼 올리러 어디로 가야 할까요? 방향을 설정하지 않으면 우왕좌왕하다가 아무것도 건지지 못합니다. 제가 성장하면서 부모님께 가장 많이 들었던 말은 "너는 복 받은 세대인줄 알아라." 라는 것입니다. 칠순이 다 되어 가는 제 부모님은 보릿고개나 6.25전쟁을 겪으며 어렵게 살았다는 얘깁니다. 그러니 풍요로운 시대를 살아가는 우리는 복 받은 세대라는 겁니다.

저는 그 말을 단호히 거부합니다. 우리는 절대로 복 받은 세대가 아닙니다. 오히려 우리는 아주 힘든 시기를 살아가고 있습니다. 지금은 변화가 너무 급격해서 그야말로 정신을 차리기 힘든 시기 아닙니까? 까딱 잘못해서 정신줄 놓으면 시대로부터 팽 당하고 맙니다. 과거에는 변화가 서서히, 아주 느슨하게 찾아왔습니다. 지금의 시각으로 보면 지루할 정도로 과도기를 겪으며 변화를 천천히 체득했지요. 지금은 그럴 여유가 없습니다. 왔나 싶으면 휙 지나가 버리니까요.

세계적으로 3대 경제권 하면 어디를 말합니까? 바로 미국, 유럽, 일본입니다. 지금 이 3대 경제권이 휘청거리고 있습니다. 그 과정이 어디까지 진행될지는 아무도 모릅니다. 어쨌든 그 휘청거림이 변화를 불러올 거라는 점은 분명합니다. 지금 우리는 과도기의 한가운데를 지나고 있는 중입니다. 여러분은 그 점을 인식하고 중심을 잡기 위해 애써야 합니다. 어차피 세상은 10퍼센트와 90퍼센트로 나뉘게 마련입니다.

우리 세대는 대학에 다닐 때 공부를 등한시한 편입니다. 80년대 학번들은 학습에 매진하기보다 최루탄 가스를 맡는 날이 더 많았습니다. 허구한 날 '보장하라'를 외치며 신발 밑창에서 고무 탄 냄새가 나도록 뛰어다녔지요. 생각해보니 그건 누군가 한두 사람의 잘못이라기보다 사회의 구조적 모순이 빚어낸 것이었습니다. 사회주의나 공산주의 국가는 10퍼센트와 90퍼센트로 나뉘지 않을 거라고 생각합니까? 그 사회에서도 줄 잘 선 사람과 그렇지 못한 사람이 나뉘어 있습니다. 사람의 생리 자체가 그렇습니다. 386세대들의 열정과 사회적 모순을 극복하려는 적극적인 자세는 높이 살 만하지만, 생각해보면 사고방식이 좀 편협했던 것 같습니다. 지극히 위험한 이분법적 사고방식이 지배적이었지요.

대체 10퍼센트와 90퍼센트는 어떻게 나뉘는 걸까요? 먼저 농업화 시절을 생각해봅시다. 그 시절에는 선택의 여지가 없었습니다. 내가 죽을힘을 다해 세상 밖으로 나와 첫울음을 터트렸는데, 아버지가 도끼로 소를 때려잡고 있으면 그냥 백정의 자식입니다. 당시에 그건 불변의 법칙이었습니다. 내가 태어난 집에서 누군가가 아버지에게 '대감'이라고 부르면 평생 양반으로 거들먹거릴 수 있었습니다. 손가락 하나 까딱하지 않아도 평생 10퍼센트 안에 들어가는 겁니다. 그 시절에는 10퍼센트와 90퍼센트가 순전히 운과 숙명으로 결정되었습니다.

공업화 시대에는 어땠습니까? 지금 배 두드리며 거들먹거리는 사람이 죄다 양반 출신입니까? 아닙니다. 공업화 시대의 든든한 빽은 바로 능력입니다. 능력만 있으면 얼마든지 10퍼센트 안에 들 수 있었습니다. 간혹 40대에 이른 사람들 중에는 어떤 기회가 주어졌을 때 "능력이 없어서 못한다."고 말하는 사람이 있습니다. 그건 공업화 사고방식입니다. 공업화 시대에는 "제가 상놈이라 서울대학에 못 갔습니다."라는 말은 하지 않습니다. 그저 능력이 없거나 공부를 안 해서 못 간 것뿐입니다. 이처럼 시대가 바뀌면 모든 구성 요건이 바뀝니다.

그렇다면 미래에도 능력이 10퍼센트와 90퍼센트를 나누는 기준이 될까요? 아닙니다. 미래에는 분명 속도 전쟁이 일어날 겁니다. 속도가 빠른 사람이 10퍼센트 안에 들어간다는 얘기입니다. 혹시 능력이 있는 사람이 속도가 빠를 거라고 생각합니까? 절대 그렇지 않습니다. 능력이 있는 사람일수록 아이러니하게도 고정관념이 더 강하고 자기 틀에서 벗어나지 못합니다. 자신의 똑똑함을 믿고 자기 판단력이 옳다고 생각하기 때문입니다. 이런 까닭에 오히려 능력이 있는 사람들이 속도가 늦는 경우가 더 많습니다.

학창시절엔 **이상주의자,**
사회에 나오면 **현실주의자**

빌 게이츠가 쓴 『생각의 속도』라는 책을 보면 우리 삶에서 생각의 속도가 얼마나 중요한 위치를 차지하는지 잘 나와 있습니다. 여러분은 생각의 속도가 얼마나 빠릅니까? 시대는 어마어마한 속도로 달려가고 있는데 여러분 생각의 속도는 구석기 시대와 다름없다면 정말 곤란합니다.

굳이 말로 표현하지 않아도 누구나 10퍼센트 안에 들고 싶어 합니다. 그 10퍼센트 안에 든다는 것이 무얼 의미할까요? 돈은 과연 우리에게 무엇을 가져다 줄까요? 경제적 풍요? 물론 경제적 풍요를 누릴 수 있습니다. 하지만 그보다 더 중요한 건 돈이 선택의 자유를 준다는 겁니다. 선택의 자유를 누린다는 것이 얼마나 대단한 일인지 아십니까?

내가 벤츠 탈 돈이 있는데도 불구하고 모닝이 좋아서 모닝 타는 기분과, 애초부터 돈이 없어서 모닝 타는 기분이 같을 거라고 생각합니까? 내가 랍스터나 크랩, 영덕 대게를 먹을 수 있을 만큼 돈이 많은데, 친구와 우연찮게 시장을 지나다가 돼지국밥이 맛있어 보여 돼지국밥을 먹는 것은 어떨까요? 그 맛은 배가 고파 주머니를 뒤지니 달랑 3,000원밖에 없어서 돼지국밥을 먹는 맛과 천지 차이입니다. 하다못해 소금 맛까지 다르게 느껴집니다.

젊은 사람이 벤츠를 타고 다니면 괜히 욕지거리를 날리는 사람이 있습니다. 그렇게 욕을 날릴 만한 사람은 따로 있습니다. 충분히 벤츠를 타고 다닐 능력이 되는데도 나름대로 소신이 있어서 벤츠를 타지 않는 사람은 욕할 자격이 있습니다. 원래 벤츠를 탈 돈이 없어서 타지 못하는 사람은 욕을 해봐야 괜한 자격지심이라는 소리밖에 듣지 못합니다. 돈은 그만큼 선택의 자유를 줍니다. 놀고 싶을 때 놀고 먹고 싶을 때 먹고 일어나고 싶을 때 일어날 수 있는 자유, 그야말로 환상적이지 않습니까?

그런데 대다수의 사람들이 어떻게 살아가고 있습니

까? 문화적 세뇌 덕분에 기 쓰고 직장생활을 하면서 먹고사는 거 치다꺼리하느라 정신이 없습니다. 아니, 먹고사는 것조차 제대로 방어하지 못해서 허덕입니다. 겉보기에 번지르르한 사람조차 그 내막을 뜯어보면 속 빈 강정인 경우가 많습니다. 그들은 3년, 5년, 10년 뒤의 모습이 훤히 내다보입니다. 이미 그 길을 걸어간 사람들이 충분히 증명하고 있으니까요.

어쨌든 발버둥을 치다 보면 대리 달고 과장 되고 부장까지 올라갑니다. 이후에는? 이사는 하늘의 별따기입니다. 그래도 그것이 정상적인 삶이라고 세뇌를 당하면서 최소한의 저항마저 포기해버리는 삶에 익숙해지는 것을 철이 든다고 표현합니다. 알고 보면 최소한의 자유마저 누릴 수 없는 비참한 인생인데도 말입니다. 돈을 얼마나 버는가를 떠나 그런 삶에는 자유가 없습니다.

여러분은 자식을 낳으면 "이 애비가 10억을 벌었다."고 말하고 싶습니까, 아니면 "이 애비는 최선을 다해 살았다."라고 말하고 싶습니까? 최선을 다한다는 건 정말 모호하지 않습니까? 학창시절에는 꿈과 이상만 갖고도 입에 밥이 들어갑니다. 결과를 떠나 노력만 해도 충분히 살아갈 수 있습니다. 아니, 노력하는 모습이 가장 아름답게 보입니다. 하지만 사회에 나가면 그것만으로는 살 수 없습니다. 꿈과 이상을 먹으면 배가 부릅니까? 노력이 배를 곯지 않게 해줍니까? 아닙니다. 우리의 배를 채워주는 것은 결과물입니다.

생각을 바꿔야 합니다. 기존의 문화에 세뇌를 당하기 전에 먼저 의식을 개혁할 필요가 있습니다. 생각의 속도를 맞추지 못하면 비참한 일이 벌어지고 맙니다. 서구에서는 1800년대 초까지 눈부신 속도로 농업화에서 탈피해 공업화로 나아갔습니다. 그런 다음 눈을 아시아로 돌려 낚시질을 시작했죠. 그때 서구문물을 가장 먼저 받아들인 나라가 일본입니다. 당시 우리나라는 뭐 했습니까? 흥선대원군이 나라의 문을 꼭꼭 걸어 잠그고 며느리와 싸우고 있었습니다. 그 결과는 여러분이 더 잘 알고 있을 겁니다.

그 이전만 해도 일본은 오랑캐에 불과하고 우리나라가 더 선진국이었습니다. 그런데 문을 꼭꼭 걸어 잠그고 우물 안의 개구리로 남는 바람에 어떤 일이 발생했습니까? 치욕스럽게 36년 동안 나라를 빼앗겼지요. 일본이 어디 독도가 자기네 땅이라고 우기는 것에서 그칩니까? 역사를 전부 왜곡하고 있습니다. 쪽팔리는 얘기는 죄다 바꿔버리고 잘난 척할 만한 부분만 크게 강조하는 겁니다. 그걸 두고 우리가 똑바로 해라, 반성해라 고함칠 필요가 있을까요? 사람은 모두 자기중심적이잖아요. 쪽팔리는 거 지워버리고 되지도 않는 말 갖다 붙이면서 자기중심으로 역사를 쓰고 싶은 건 누구나 마찬가지입니다. 억울하면 우리가 힘을 기르면 그만입니다.

반복되는 역사에 답이 있다

　우리가 역사를 배우는 이유는 뭘까요? 역사가 반복되기 때문입니다. 곰곰이 생각해봅시다. 우리나라가 일본보다 뒤처진 게 1858년에서 1876년이니까 불과 20년밖에 되지 않습니다. 그런데 그 20년 뒤진 게 지금까지 거의 150년간 이어지고 있습니다. 20년 뒤진 결과가 150년이나 지속되고 있다는 겁니다. 정말 끔찍한 현실이 아닙니까? 지금 우리나라가 일본을 따라갈 수 있습니까? 솔직히 공업화로는 거의 힘듭니다.

　그걸 뒤집으려면 정보화 시대의 이점을 충분히 살려야 합니다. 시대가 바뀌고 있습니다. 그 변화의 시대에 기회를 낚아채 다시 우리의 역사를 올바로 세울 수 있는 기선을 잡아야 합니다. 이미 어마어마한 추세로 지각변동이 일어나고 있습니다.

역사는 되풀이된다고 하니 역사를 한번 되돌아봅시다. 농업화에서 공업화로의 변화는 어떻게 일어났습니까? 여러분도 알다시피 농업과 한판승을 벌여 전세를 뒤집어 놓은 것은 증기의 힘입니다. 증기라는 에너지원이 세상을 확 바꿔버린 겁니다. 사람 손으로 일일이 해결하던 것을 기계의 힘을 빌리게 되면서 엄청난 생산력이 폭발하기 시작했습니다. 그게 바로 공업화의 출발입니다.

더 중요한 것은 앞으로 그러한 시대 변화가 어떻게 올 것인가 하는 점입니다. 이미 그 포문은 컴퓨터가 활짝 열어놓았습니다. 컴퓨터가 등장하면서 통신의 속도가 어떻게 되었습니까? 그야말로 엄청나게 빨라졌습니다. 더 무서운 건 컴퓨터와 통신이 소프트웨어적으로 결합하면서 가히 폭발 수준의 성장세를 이끌어가고 있다는 사실입니다.

지금 인터넷 없는 세상을 상상할 수 있습니까? 당장 인터넷을 끊는다면 어떤 사태가 벌어질까요? 아마도 사람들은 자신의 삶이 다시 원시시대로 돌아간 듯한 착각에 빠져버릴 겁니다. 불과 20여 년 전만 해도 인터넷 없이 살았다는 것을 까맣게 잊고 말입니다.

인터넷과 통신의 발달은 우리의 일상생활을 완전히 바꿔놓았습니다. 일단 인터넷에는 공간에 제한이 없습니다. 인터넷에 들어가면 무한대의 공간이 펼쳐집니다. 그곳에서는 땅따먹기가 아니라 인지 전쟁이 벌어집니다. 내가 그곳에 깃발을 꽂았다는 사실을 최대한 많은 사람에게 알려야 먹고살 수 있으니까요. 호주의 사막에 가면 너무 넓어서 내가 사막을 건너다 갈증에 목숨을 잃어도 발견되기가 어렵습니다. 그래서 사막을 건널 때는 미리 신고를 하고 건너야 합니다. 마찬가지로 인터넷은 그 공간이 너무 넓어서 내가 무슨 일을 하는지 널리 알리지 않으면 혼자 발버둥을 치다가 문을 닫아야 합니다.

인터넷에는 시간과 공간의 개념이 없습니다. 내가 야행성이라 한밤중이나 새벽에만 활동한다고 해서 뭐라고 할 사람은 아무도 없습니다. 언제든 접속이 가능하니까요. 인터넷은 절대 잠을 자지 않습니다. 공간 개념도 무의미합니다. 내 집 안방에 앉아 아프리카 원주민에게 신발을 파는 것도 얼마든지 가능합니다. 그것도 편안히 앉아 손가락을 까딱까딱하는 것으로 말입니다.

중요한 것은 인터넷이 속도의 개념을 바꿔놓았다는

점입니다. 인터넷에서 물건을 구입하는 데 얼마나 걸립니까? 정보를 검색하는 데는 또 얼마나 걸리나요? 물론 사람의 욕심이 끝이 없는 터라 속도가 느리다고 투덜대는 사람이 있긴 하지만 올챙이 시절을 한번 생각해보십시오. 삐삐를 쓰던 시절을 생각하면 지금은 그야말로 별천지 아닙니까?

정말로 중요한 것은 모든 것이 디지털화하고 있다는 사실입니다. 디지털화는 영어로 듀플리케이션(복제)이라고 합니다. 말 그대로 인터넷에서는 무한대로 복제가 가능합니다. 그것이 모든 경제단위를 바꿔버리고 있습니다. 그렇다면 듀플리케이션은 과연 경제단위를 어떻게 바꿔 나갈까요?

감자 수만 개 vs.
자동차 몇 대 vs. 컨텐츠 하나

여기에서 돈의 흐름을 다시 한 번 짚어봅시다. 농업화 시대에는 돈이 어떻게 흘러갔습니까? 농업화 시대에는 생산자가 직접 소비자에게 물건을 넘기는 직거래 형태였죠. 그러다가 공업화 시대로 접어들면서 생산력이 폭발했고, 더불어 소비 인구도 폭발적으로 늘어났습니다. 이때 등장한 것이 바로 유통의 중간단계입니다. 도매상, 대리점, 소매점 등의 단계가 등장한 겁니다. 그래서 100원짜리 물건이 소비자에게 넘어갈 때는 300원에 팔립니다. 유통의 중간단계에 들어가는 비용은 최소 세 배에서 열두 배까지 그야말로 어마어마합니다.

농업화 시대에는 그런 게 없었습니다. 모든 것이 직거래 형태였으니까요. 공업화 시대도 우물의 종류가 고작

100원 시장과 200원 시장이 전부입니다. 공업화 시대의 우물은 100원 시장을 생산시장이라 부르고 기업을 운영하는 사람과 직장인이 여기에 속했습니다. 그러다가 산업혁명이 일어나면서 직거래가 불가능해지자 유통시장이 등장한 겁니다.

처음에 유통은 두 가지 방식으로 나타났습니다. 하나는 직접유통이고 다른 하나는 간접유통입니다. 직접유통은 만들어낸 제품을 직접 소비자에게 전달하는 그야말로 순수 유통이라고 할 수 있습니다. 그러다가 공업화가 더 진행되면서 총판, 대리점, 소매점, 슈퍼마켓, 백화점, 대형할인매장 등 각종 유통단계가 등장하기 시작했습니다. 100원 시장이 커지고 직접유통 규모가 방대하게 늘어나면서 정부의 역할도 커졌고 갈수록 관계가 복잡해졌습니다.

관계가 얽히고설키면 제 역할을 제대로 해내기가 어렵습니다. 그래서 등장한 것이 간접유통입니다. 세무파트, 회계파트, 건축파트, 의료파트, 운송파트, 서비스파트가 모두 간접유통입니다. 거기에 종사하는 사람들은 의사, 변호사, 변리사, 감정평가사, 공인회계사, 중개사,

세무사, 공무원, 운전기사 등 매우 다양합니다. 사람들이 다양하게 개입하면 어떻게 됩니까? 시장이 발달하는 동시에 규모가 커집니다. 다시 말해 200원 시장이 커지는 겁니다. 현재 여러분이 알고 있는 이 우물을 중심으로 100원 시장에서 30퍼센트, 200원 시장에서 70퍼센트의 사람들이 일용할 양식을 얻으며 살아가고 있습니다. 간접유통 세계가 얼마나 어마어마한지 상상이 갑니까?

이 내용을 간단하게 정리해봅시다.

농업화 시절에는 100원짜리 서비스를 직거래로 받았지만, 공업화 시대에는 직거래가 어려워지다 보니 직접유통과 간접유통의 형태로 300원 서비스를 받습니다. 우리가 편안하게 서비스를 받는 대가로 200원이라는 돈이 유통단계로 들어갑니다. 덕분에 200원 시장에서 70퍼센트의 사람들이 돈을 벌어 먹고삽니다. 100원 시장에서는 30퍼센트의 사람들이 먹고삽니다.

이렇게 우리가 먹고사는 모습을 세분화하면 약 2만 가지의 직종이 나옵니다. 그게 바로 공업화 시대의 우물 형태입니다. 그런데 이제 이런 형태에 변화의 바람이 일고 있습니다. 물론 100원짜리를 300원에 서비스 받는 것은 똑같습니다. 그리고 200원이라는 돈이 유통단계에 들어가는 것도 마찬가지입니다. 그렇다면 대체 무엇이 변하는 것일까요?

현재의 시장구조에서 농업인구가 차지하는 비율은 5퍼센트 정도입니다. 통계적으로는 7~7.8퍼센트라고 하는데 실질적으로는 약 5퍼센트입니다. 95퍼센트가 제조부문입니다. 흥미로운 점은 제조업 전체 시장에서 앞으로 80퍼센트는 새로운 분야가 차지할 거라는 사실입니다. 좀 더 구체적으로 말하면 IT(Information & Technology, 정보통신)와 BT(Biological Technology, 생명공학)가 제조업을 휘어잡을 거라는 얘기입니다.

농업화 시절에 감자 농사를 지으신 제 고조할아버지는 감자 수만 개를 팔아봐야 공업화 시대에 자동차 몇 대를 파는 것보다 더 낮은 부가가치를 올린다는 사실을 결코 알지 못했을 겁니다. 마찬가지로 자동차 몇 대 파는 것보다 컨텐츠 하나 잘 개발하는 것이 더 낫습니다. IT와 BT에는 무궁무진한 기회가 널려 있고 그중에서 하나만 잘 건져도 공업화 시대에 감히 꿈조차 꾸지 못했던 부를 거머쥘 수 있습니다. 지금 시대가 그렇게 바뀌고 있습니다.

직장생활에 '안정'은 없다

정말로 긴장해야 할 사실은 세계 경제가 IT, BT쪽으로 흘러간다는 게 아니라, 그것이 20퍼센트 쪽으로 세팅된다는 것입니다. 이 말은 어떤 의미일까요? 거대한 세력이 IT와 BT를 독점하게 된다는 뜻입니다. 아주 거대한 세력이 말입니다.

여러분은 구조조정이라는 말을 많이 들어보았을 겁니다. IMF 시절 이후로 유행가 가사보다 더 유행했던 말입니다. 좀 충격적일지도 모르지만 이미 우리가 구조조정이라는 말을 귀에 못이 박이도록 들었음에도, 현실적으로는 아직 구조조정을 시작도 하지 않았다는 겁니다. 지금까지는 무늬만 구조조정이었을 뿐입니다. 정작 무서운 태풍은 아직 불어오지 않았습니다.

앞으로 자동차산업, 정유산업, 이동통신산업, 증권,

법률, 은행 등 모든 것이 개방됩니다. 그 결과는 가히 상상을 초월할 것입니다. 가령 은행의 경우 거대하게 합병을 해서 세계적으로 경쟁력을 갖춘 거대 은행 몇 개만 살아남을 것입니다. 이동통신도 마찬가지입니다. 지금 숱하게 난립하는 여러 통신회사는 분명 몇 개의 거대한 통신회사로 통합될 겁니다. 항공사와 보험회사도 예외가 아닙니다. 자동차회사는 앞으로 전 세계에서 일곱 곳이나 여덟 곳밖에 살아남지 못할 거라는 전망이 나와 있습니다. 나머지는 도태된다는 말입니다.

그렇다면 태풍이 불어 닥친 이후에 허둥댈 필요 없이 우리가 변화를 선도하는 게 낫습니다. 국가의 모든 에너지를 IT와 BT 쪽으로 집중해 시장을 이끌어나가는 겁니다. 물론 수많은 사람들이 여전히 대기업에 취직하기 위해 눈에 불을 켜고 스펙을 쌓느라 여념이 없습니다. 아직까지도 '대기업 취직'이라는 신화는 무너지지 않았습니다.

이젠 현실을 좀 더 진지하게 직시할 필요가 있습니다. 기존의 편견과 고정관념에 얽매이지 않고 인정할 건 인정하고 받아들일 건 받아들여야 전진할 수 있습니다. 우리의 현실은 어떻습니까? 요즘에는 입사한 지 3년 만에 해고 통지서를 받는 경우도 있습니다. 3년이면 거의 신입사원이나 다름없습니다. 그런데 그 시기에 책상이 없어졌다는 통지를 받는 겁니다.

예를 들어 우리나라의 항공산업은 두 회사가 주름잡고 있습니다. 그들 회사에서 어떤 일이 일어났는지 아십니까? 어느 날 지점장급 직원이 출근을 했더니 부사장의 책상 위에 이런 편지가 놓여 있더랍니다.

"한 팀에 한 명씩 자를 것!"

그 부사장 심정이 어떻겠습니까? 어느 날 갑자기 누군가를 내보내야 하는데 말입니다. 못할 짓이긴 하지만 그렇다고 필요 없는 인력을 모두 끌고 가자면 경쟁력에서 뒤떨어져 한꺼번에 몰살당하기 십상입니다. 물론 일자리 나눠 갖기도 하고 임금피크제를 도입해서 돌파구를 찾으려 하는 기업도 있습니다. TV 뉴스를 보면 근로자들이 단합해서 "직원을 감원하는 것만이 회사가 살 길은 아니다."라며 시위를 벌이기도 합니다. 그들이 하나같이 외치는 것은 생존권을 보장하라는 겁니다. 그러나 곰곰이 생각해보면 모든 사람의 생존권을 보장하려는 것은 오히려 같이 망하자는 얘기나 다름없습니다.

지금은 세계 속에서 1등이 되어야 살아남는 시대입니다. 어떻게 해서든 최소한의 인원으로 최대한의 생산력을 발휘해 1등이 되어야 합니다. 이를 위해서는 엄청난 구조조정이 이루어져야 합니다. 그러니 제대로 된 구조조정은 아직 시작도 하지 않은 셈입니다. 시대는 이렇게 흘러가고 있습니다.

그렇다면 이 시대에 직장생활에 얽매여 최소한의 저항마저 포기한 채 살아가는 대가로 우리가 얻는 게 과연 뭘까요? 자유롭게 사는 늑대보다 개목걸이에 걸려 살아가는 개에게 주어지는 최대한의 행복은 밥그릇입니다. 그런데 그 밥그릇마저 빼앗긴다면 남는 것은 아무것도 없습니다. 직장생활에서 안정성을 추구한다는 것은 어불성설입니다. 과거에는 그래도 최소한의 저항마저 포기한 대가로 60세까지 자리를 지킬 수 있었습니다. 이젠 그런 거 없습니다.

오프라인의 위기

IT와 BT가 시장을 주도하는 시대에는 200원이라는 돈이 대체 어디로 흘러갈까요? 기존에 우리가 받던 서비스는 오프라인 형태로 불립니다. 하지만 이제는 온라인 형태로 서비스를 받습니다. 오프라인과 온라인의 차이는 뭘까요? 오프라인의 경우에는 여러분이 직접 찾아가서 필요한 서비스를 받습니다. 예를 들면 백화점이나 대형할인매장에 직접 찾아가 서비스를 받는 겁니다.

아직까지 우리나라 시장에서는 백화점이나 대형할인매장의 시장성이 넓은 편입니다. 외국에서는 대형할인매장이 퇴출을 당하고 있습니다. 자기 나라에서 밀려 인구가 많고 소득이 선진국에 미치지 못하는 나라로 이전하고 있는 추세입니다.

물건을 구입할 때 여러분은 대형할인매장이나 백화

점에 갑니다. 자동차를 중고시장에 내놓을 때도 직접 물건을 가져갑니다. 세금을 낼 때도 은행에 직접 가고 전세를 얻을 때도 열심히 발품을 팝니다. 이런 걸 오프라인 형태라고 합니다. 그런데 이러한 오프라인 형태가 아주 빠른 속도로 온라인 내로 들어오고 있습니다. 정보통신 매체가 어마어마하게 발달하면서 인터넷이 그걸 가능하게 해주기 때문입니다. 덕분에 여러분은 집이든 사무실이든 원하는 장소에서 필요한 서비스를 받을 수 있습니다.

그 정보통신 매체는 TV가 될 수도 있고 컴퓨터, 휴대용 단말기 PDA일 수도 있습니다. 아니면 휴대전화도 가능합니다. 이러한 온라인 서비스는 정보통신 매체를 통해 이루어집니다. 그 정보통신 매체는 전자제품이기 때문에 일렉트릭 커머스(electronic commerce), 즉 전자상거래라고 부릅니다. 실제로 CJ오쇼핑, GS 홈쇼핑, 현대H몰, AK몰, LG유플러스, SK텔레콤, 롯데홈쇼핑, G마켓, 11번가, 인터파크, 옥션 등 온라인 서비스를 제공하는 곳이 6,600군데가 넘습니다.

이들이 200원이라는 거대한 시장을 놓고 경쟁을 하는

겁니다. '200원 시장' 하니까 우습게 보일지도 모르지만 실제로 그 시장에서는 몇 천조가 왔다 갔다 합니다. 그러면 오프라인 형태는 어떻게 될까요? 장담하건대 오프라인 형태는 15~20퍼센트만 남고 죄다 사라집니다. 오프라인 형태는 사라질 수밖에 없는 운명입니다.

오프라인 형태를 뭐라고 부릅니까? 중개인입니다. 그 중개인 역할을 누가 하고 있습니까? 바로 인터넷입니다. 따라서 중개인은 몰락할 수밖에 없습니다. 그나마 15~20퍼센트 존재하는 오프라인 형태도 온라인을 보다 편리하게 지원하기 위한 것입니다. 가령 온라인 금융서비스를 잘하기 위해 오프라인 은행이 존재하고, 온라인 상품배달을 잘하기 위해 오프라인 백화점이 남는 식입니다. 결국 오프라인 형태는 온라인을 지원하기 위한 하나의 수단으로 존재할 뿐입니다.

중요한 것은 오프라인 서비스를 제공하는 사람들이 통신 서비스를 해줄 수 있느냐 하는 겁니다. 그것은 거의 불가능합니다. 통신 서비스를 제공하려면 엄청난 돈과 기술이 필요합니다. 그것을 갖춘 뒤에도 치열한 경쟁을 치러 승리해야 합니다. 상황은 점점 오프라인에 종사

하는 사람들에게 불리하게 돌아가고 있습니다. 그들의
일자리가 하나둘 사라지고 있는 것입니다.

팔면 팔수록 적자를 보는 쇼핑몰

갈수록 일자리가 줄어들면 결국 어떻게 될까요? 그렇다고 모두 굶어죽는 것은 아닙니다. 보일러 시대가 열렸다고 연탄공장에서 일하던 모든 사람이 굶어죽었나요? 아닙니다. 다운로드 시장이 활성화되었다고 해서 CD시장에서 일하던 사람들이 모두 굶어죽은 것도 아닙니다. 휴대전화 시대가 되었다고 해서 삐삐를 생산하던 업자가 모두 굶어죽었을까요? 아니죠. 물론 망하긴 했습니다. 그래도 다른 일을 찾아 어떻게든 먹고삽니다.

마찬가지로 온라인 시장에 밀린 오프라인 종사자들도 앞으로 온라인 서비스 업체가 만들어낼 엄청난 일자리에 소속될 수 있습니다. 취직이 달콤한 미래를 보장하는 것은 아니지만, 어쨌든 기존의 고정관념에서 벗어나지 못한 대다수는 취업을 위해 애씁니다. 또다시 집과 직장을 오가는 생활이 시작되는 겁니다. 그러다 보면 다시 직장을 옮겨야 하는 순간을 맞게 됩니다. 오늘날 예순 살까지 정년을 보장해주는 회사는 별로 없으니까 말입니다.

미국의 경우 많은 사람이 평생 네 가지에서 여섯 가지의 직종으로 옮겨 다닙니다. 일자리로 따지면 열두 번에서 열다섯 번 정도 일자리를 바꿉니다.

그러한 현실을 누가 먼저 파악해 대응하느냐가 앞날을 결정짓습니다. 한동안 대학생들이 피라미드나 말도 안 되는 다단계에 빠져 피해를 보고 있다는 기사가 신문을 도배하기도 했습니다. 자기 사업을 해서 돈을 벌겠다는 의욕은 좋습니다. 하지만 올바른 개념을 정립하지 못한 상태에서 사기집단의 유혹에 빠지면 헤어나기 어려운 지경에 놓일 수 있습니다.

여러분은 개념부터 제대로 정립해야 합니다. 차근차근 생각해봅시다. 요즘 돈은 200원 시장에 많이 떠돌아다닙니다. 수많은 사람이 그 돈을 갖겠다고 아우성을 칩니다. 그 치열한 아우성 속에서 과연 누가 많은 돈을 벌까요? 당연히 소비자가 많이 선택해주는 쇼핑몰이 승리

합니다. 여러분은 어떤 쇼핑몰을 통해 서비스를 받고 싶습니까? 지금 이 순간에도 쇼핑몰들은 소비자를 많이 끌어 모으기 위해 전쟁을 벌이고 있습니다.

소비자를 많이 끌어 모으려면 어떻게 해야 합니까? 아니, 소비자의 입장에서 여러분은 어떤 쇼핑몰을 선택하겠습니까? 당연히 가격 착하고 품질 좋고 서비스 좋은 곳을 선택할 겁니다. 쇼핑몰들은 이것을 잘 알기 때문에 가격 착하고 품질 좋고 서비스 좋은 것을 자기네 쇼핑몰에 올려 널리 알립니다. 그야말로 융단폭격을 가하듯 광고를 해댑니다. 그들 중 대다수가 200원이란 돈을 버는 족족 광고비로 쓰고 있습니다. CJ오쇼핑도 그렇고 GS홈쇼핑도 마찬가지입니다.

소비자를 끌어 모으는 것 못지않게 중요한 것이 또 있습니다. 끌어 모은 소비자를 다른 곳에 빼앗기지 않기 위해 관리를 해야 합니다. 아무리 CJ오쇼핑을 열렬히 지지하는 소비자라도 어느 날 GS홈쇼핑에서 마음에 드는 물건을 발견하면 뒤도 돌아볼 것 없이 그곳에서 쇼핑을 합니다. 채널을 이동하기가 얼마나 쉽습니까? 간단하게 클릭 몇 번으로 끝나거나 전화번호만 바꿔서 주문하면 그만입니다. 소비자의 입장에서 이는 엄청난 선택의 기회지만, 쇼핑몰의 입장에서는 갈수록 사업하기가 힘든 이유가 됩니다.

소비자를 다른 곳에 빼앗기지 않기 위해 관리하는 데도 엄청난 돈이 들어갑니다. 쇼핑몰이 대표적으로 활용하는 것이 적립제, 누적제, 마일리지제, 포인트제입니다. 이것은 한마디로 소비자를 꼬드기는 전략입니다. 제가 CJ오쇼핑 운영자라고 해봅시다. 여러분이 CJ오쇼핑을 이용하면 저에게는 200원이란 돈이 남습니다. 그중에서 광고비로 엄청나게 나갑니다. 그래도 돈이 좀 남아요. 그 돈을 제가 다 챙기지 않습니다. 쇼핑을 하는 여러분에게 그중 일부를 돌려주는 겁니다. 물론 쓰는 만큼 돌려줍니다. 왜 그럴까요? 다른 데 가지 말라는 미끼입니다.

"벌써 39만 원어치 쓰셨네요. 11만 원만 더 쓰면 2만 원짜리 도서상품권 보내드릴게요. 70만 원 쓰시면 어떻게 되는지 아시죠? 그땐 더 큰 걸 제공합니다. 100만 원 쓰시면 10박11일 유럽왕복항공권을 보내드릴 수도 있어요."

어떻습니까? 이 정도면 '한 군데 꾸준히 이용해서 포인트 혜택을 받자' 하는 생각이 들게 마련입니다. 그래서 적립제, 누적제, 마일리지제, 포인트제를 시행하는 겁니다. 소비자가 다른 곳으로 눈길을 돌리지 못하도록 막는 겁니다. 그런데 이 돈이 결코 만만치 않습니다. 그러다 보니 많은 쇼핑몰이 적자를 보고 있습니다. 물건을 못 팔아서가 아니라 소비자가 늘면 늘수록 그 돈을 광고비나 관리비로 쓰다 보니 적자가 늘어나는 겁니다. 해마다 매출액은 엄청나게 늘어나는데 매출액이 늘면 늘수록 손해라는 겁니다.

캐시백이라는 새로운 우물

쇼핑몰이 엄청난 적자를 감수하면서 소비자를 붙잡기 위해 애쓰는 이유는 뭘까요? 미래의 가능성 때문입니다. 그들은 온라인 쇼핑몰의 잠재적 가능성이 어마어마하다는 것을 알고 있습니다. 앞으로 그곳에서 몇 천조의 돈이 왔다 갔다 할 건데 지금 푼돈을 아껴 흑자를 보겠다고 광고비나 관리비에 투자를 하지 않겠습니까? 아니죠. 그래서 소비자를 최대한 많이 끌어 모으기 위해 엄청난 자금을 투자하고 있습니다.

현재 전자상거래 역사상 가장 크게 성공한 기업이 어딥니까? 아마존입니다. 그렇다면 반대로 전자상거래 역사상 가장 크게 실패한 기업은 어딜까요? 역시 아마존입니다. 미국에서는 학교에서 전자상거래를 아예 한 학과로 가르치고 있습니다. 그 학과에서 가장 많이 예로 드는 기업이 아마존입니다. 그들의 강의내용이 참 재밌습니다. 아마존이 가장 성공했다는 것은 속도가 가장 빨랐다는 것이고, 가장 실패한 것은 관리비나 광고비가 엄청나다는 겁니다.

그렇다면 아마존의 매출액은 어떨까요? 매년 두 배나 세 배씩 성장합니다. 그런데 아이러니하게도 매출액이 두 배 성장하면 적자는 세 배 증가합니다. 왜 그럴까요? 한 사람을 회원으로 가입시키기 위해 들어가는 광고비가 1인당 37달러입니다. 평균적인 미국인은 독서량이 한 사람당 1년에 7~8권입니다. 여담이지만 우리나라는 한 권도 되지 않습니다. 아마존이 7~8권을 읽는 사람들을 관리하는 데 들어가는 비용이 1인당 17달러입니다. 1인당 광고비와 유지비로 54달러가 들어간다는 얘기인데, 그게 감당하기 어려운 수준이라는 겁니다.

이처럼 온라인의 200원 시장에서 벌어들이는 돈은 족족 광고비와 관리비로 들어가고 있습니다. 적립제, 누적제, 마일리지제, 포인트제를 유지하기 위해 자금을 투입하는 것을 경제학에서는 캐시백마케팅이라고 부릅니다. 쉽게 말하면 현금을 되돌려준다는 것입니다.

재미있는 것은 쇼핑몰은 죽어라고 쏟아 붓는데 정작 소비자들은 캐시백으로 돌아오는 돈을 잘 느끼지 못한 다는 겁니다. 요즘 물건 사고 계산할 때 캐시백 제도 이 용하지 않는 사람 있나요? 삼성, LG, SK 등 우리나라의 대표적인 기업은 죄다 캐시백 제도를 활용합니다. 이렇 게 돌려주는 돈이 얼마나 될 것 같습니까? 전문가들은 수십조 원에 달하는 것으로 예측하고 있습니다. 〈매일경 제신문〉에서는 약 30조 원으로 계산하고 있습니다. 얼 마나 어마어마한 시장입니까? 그런데도 사람들은 그 시 장을 잘 모릅니다.

우리나라 화장품 시장의 규모는 얼마나 될까요? 2조 3,000억 시장입니다. 그 2조 3,000억 시장을 통해 몇 개 의 기업과 몇 명의 사람들이 생계를 이어가고 있습니까? 그야말로 바글바글할 정도입니다. 우리나라 통닭 시장 은 그 규모가 어느 정도일까요? 1조 3,000억입니다. 그 것을 생계수단으로 삼아 살아가는 사람은 얼마나 될까 요? 역시나 바글바글합니다.

캐시백 시장의 규모가 얼마나 방대한지 감이 잡힙니 까? 화장품이나 통닭보다 수십 배나 더 규모가 큽니다.

그런데도 사람들이 그 중요한 사실을 간과하고 있습니다. 공업화의 우물은 몇 십조 원이 줄어들었고 정보화의 우물은 몇 십조 원이 새로 생겼습니다. 하지만 사람들은 그냥 기존에 퍼 먹던 우물 근처에 바글바글 모여 별의별 잡음 다 내면서 시끄럽게 살아갑니다.

물론 뭔가 변화가 일어나고 있다는 것은 압니다. 그래도 선뜻 변화에 합류하기가 두려운 겁니다. '귀찮다', '지금도 먹고살 만하다'고 하면서 '그냥 이렇게 살다 죽을래' 하는 사람이 더 많습니다. 자신이 퍼내는 우물의 물이 마구 새는 것도 모르고 그냥 주저앉아 있는 겁니다. 마음이 열린 사람이라면 한 번쯤은 그 물이 어디로 새고 있는지 직접 확인이라도 하겠지만 그렇게 하는 사람조차 별로 없습니다. 시간도 없고 너무 바빠서 그렇다고 합니다. 시간이라는 거 사실 고무줄 아닙니까? 내가 마음만 먹으면 얼마든지 낼 수 있는 게 시간입니다. 마음이 없으면 따분하고 지루해서 하루가 50시간으로 느껴져도 시간을 내지 못합니다.

나중에 그 우물물 다 말라버리고 새로운 우물이 생기면 어떻게 되겠습니까? 뒤늦게 그 우물로 찾아가려 하면

가는 길이 사람들로 죄다 막혀 있을지도 모릅니다.

생각의 크기가 **차이를 만들어낸다**

　농업화 시대에는 사람들이 땅덩어리를 중심으로 모여 살았습니다. 그중에 10퍼센트는 양반이나 귀족 행세를 했고 나머지는 그 밑에서 굽실거리며 살았습니다. 그러다가 시대가 바뀌면서 공업화 시대가 열렸고 동시에 새로운 땅덩어리가 등장했습니다.

　변화의 시기에 사람들은 크게 두 종류로 나뉩니다. 먼저 달려가서 차지하는 사람과 뒤늦게 깨닫고 후회하며 땅을 치는 사람입니다. 먼저 깨달은 10퍼센트가 95퍼센트의 땅을 차지해 널찍하게 살아가는 동안, 나머지 사람들은 5퍼센트의 땅 조각에서 먹고살겠다고 아둥바둥하게 됩니다. 그래도 내 땅을 차지하기는 어렵습니다. 그러니 별 수 있습니까? 남의 땅 밑에 들어가 소작이라도 해야지요. 지금 월급 받는 사람이나 농업화 시기에 소작농으로 살아가던 사람이 뭐가 다릅니까! 소작농이 쇠경을 받는 것이나 월급쟁이가 월급을 받는 것은 별로 다를 것이 없습니다. 그렇지 않습니까? 역사는 반복됩니다.

여러분은 여러분의 땅을 얼마만큼 차지하고 싶습니까? 아마 최대한 많이 차지하고 싶을 겁니다. 알고 있을지도 모르지만 인생은 생각이 결정합니다. 어떤 생각을 하느냐가 인생을 좌우한다는 얘기입니다. 로마제국은 5퍼센트가 귀족이고 95퍼센트가 노예였습니다. 5퍼센트라면 그야말로 한 줌에 불과한데 왜 그 사회가 그토록 오랫동안 무너지지 않은 걸까요? 만약 노예들의 꿈이 귀족이 되는 것이었다면 분명 로마사회는 일찌감치 무너졌을 겁니다. 하지만 노예들의 꿈은 겨우 노예 대장이 되는 것이었습니다. 그러니 로마사회가 오랫동안 세계를 주름잡을 수 있던 것이지요.

직장생활을 하셨던 제 부모님이 학창시절에 꾸었던 꿈이 무엇인지 아십니까? 바로 서울대, 연대, 고대 가는 것이었습니다. 소위 말하는 일류대를 나오면 현대, 삼성, LG 등 대기업에 취직할 수 있기 때문입니다. 그렇다면 직장에 다니는 사람들의 꿈은 뭘까요? 오너가 되는 것?

아닙니다. 그냥 부장, 이사가 되는 겁니다. 한마디로 노예 대장이 되고 싶은 겁니다. 그러니 고정관념이 얼마나 무서운 것입니까.

여러분은 다를까요? 여러분은 여러분의 부모님과 다른 꿈을 꾸고 있습니까? 아마 아닐 겁니다. 여러분의 꿈도 대개는 노예 대장입니다. 여러분이 어떤 생각, 어떤 마인드로 사회생활을 시작하느냐에 따라 그 결과에는 엄청난 차이가 발생합니다. 설사 내딛는 첫걸음이 초라할지라도 생각이 큰 사람은 결국 큰 그릇으로 성장하게 됩니다.

지금 여러분은 정보화라는 새로운 땅덩이를 건너가고 있습니다. 계속 나아가야 합니다. 그것을 건너 자기 땅을 만들어내야 합니다. 현재에 머물면 그 땅덩이는 갈수록 쪼그라들고 결국엔 사라지고 말 겁니다. 뒤늦게 건너가면 내 땅은 없습니다. 그러면 남의 밑에 들어가 소작농으로 살아가야 합니다. 그렇게 살다가 예순 살쯤 되면 자식에게 뭐라고 말할 겁니까?

"애비는 최선을 다해서 살았다."

이 정도만 해도 그럭저럭 이해가 갑니다. 그 다음에

다시 한 번 강펀치를 날립니다.

"너는 그렇게 살지 마라."

이 말 참 듣기 싫습니다. 당신은 그렇게 살아놓고 자식더러 그렇게 살지 말라니요. 자식이 그동안 부모를 보면서 배운 게 뭔데 그런 말을 합니까? 그런 문화에서 살았고 충분히 세뇌가 끝난 상태인데 어떻게 그렇게 살지 않을 수 있습니까! 대개는 똑같이 삽니다. 그걸 뭐라고 할까요? 바로 '굴레'라고 합니다.

그러한 굴레에서 벗어나려면 사고의 틀을 바꿔야 합니다. 그릇을 더 키워야 합니다. 스스로 그릇을 키우는 방법 중에 제가 권하고 싶은 것은 독서입니다. 책을 많이 읽으면 확실히 생각하는 게 달라집니다.

기회는 왜 알아보기 힘들까?

쇼핑몰은 벌어들인 200원을 죄다 광고비와 관리비로 날리고도 소비자를 획기적으로 끌어 모으지 못합니다. 왜냐하면 모든 쇼핑몰이 비슷한 전략을 통해 소비자를 끌어 모으기 때문입니다. 그래서 등장한 개념이 200원을 몽땅 소비자에게 돌려주자는 개념입니다. 그러면 소비자들이 모두 그곳으로 몰릴 거라는 생각입니다. 정말 굉장한 생각이 아닙니까? 하지만 정작 사람들은 벌어들인 돈을 모두 돌려주자는 그 엄청난 개념을 잘 모르고 있습니다.

이러한 쇼핑몰의 마케팅 전략을 본 딴 곳이 바로 다단계와 수많은 피라미드 업체입니다. 돈을 돌려주는 마케팅 전략은 예전에 다단계에서 많이 사용하던 개념입니다. 어쨌든 돈이 소비자에게 돌아오는 시대는 꼭 옵니다. 앨빈 토플러는 『권력이동』이라는 자신의 저서에서 권력의 이동에 대해 이렇게 말하고 있습니다.

"농업화 시대에는 왕족과 귀족에게 권력이 있었고 공업화 시대에는 기업에게 권력이 있었다. 하지만 정보화 시대에는 모든 권력이 소비자에게로 넘어온다."

정보화 시대에는 모든 소비자에게 혜택이 돌아옵니다. 그 엄청난 돈이 소비자에게 넘어온다는 얘기입니다. 그런데 자칫 잘못하면 다단계나 피라미드 업체에 속아 커다란 손해를 입을 수도 있습니다. 우리나라에는 법적으로 허용된 다단계가 500개 정도 있습니다. 불법업체까지 치면 2,000개를 훌쩍 넘어섭니다. 이들은 모두 돈을 돌려주는 쇼핑몰을 한다면서 사업을 시작합니다. 그렇기 때문에 무엇이 진정한 기회인지 잘 살펴야 합니다.

여러분, 대다수의 사람들이 왜 기회를 잡지 못하는지 아십니까? 기회라는 것이 빨간 옷을 입거나 파란 옷을 입고 다가오면 누구나 잡을 수 있습니다. 하지만 기회는 그렇게 유난을 떨며 다가오지 않습니다. 이런 까닭에 사람들이 그 기회를 알아채지 못하는 경우가 많지요. 비슷비슷하니까 알아보지 못하는 겁니다.

가령 친구가 땅을 사라고 권해서 샀는데 그게 사기였다고 해봅시다. 그러면 이를 갈며 두 번 다시 땅을 사면 사람이 아니라고 치를 떱니다. 시간이 흘러 다시 기회가 찾아옵니다. 또다시 다른 사람으로부터 땅을 사라는 권유를 받습니다. 그 사람이 땅을 살까요, 사지 않을까요? 대개는 한 번 속지 두 번은 속지 않는다고 화를 내면서 사지 않습니다. 그런데 나중에 알고 보니 그게 바로 노다지예요. 그 사람은 평생 속앓이를 하다가 죽을 때쯤 자식들에게 말합니다.

"이 애비도 4,000억 부자가 될 수 있었단다. 그때 그 땅을 샀어야 했는데⋯⋯."

몰라서 사지 않은 게 아닙니다. 한 번 당하고 난 뒤 고정관념이 머릿속에 콱 박혀서 기회가 왔을 때 알아보지 못했을 뿐입니다. 기회는 항상 비슷하게 다가옵니다. 죄다 비슷해 보이는 데다 엎친 데 덮친 격으로 한 번 좋지 않은 경험을 한 경우에는 정말 좋은 기회가 다가와도 그걸 놓치고 맙니다. 제 개인적인 생각입니다만, 학교에서 체계적으로 기회를 포착하는 방법을 가르쳤으면 좋겠습니다. 미국에서는 260개 대학에서 그걸 가르친다고 하는

데, 우리나라는 아직 그렇지 않습니다.

진정으로 기회를 안겨주는 쇼핑몰도 분명 있습니다. 하지만 불법 피라미드와 다단계에 질린 사람들은 그 좋은 기회마저 놓치고 맙니다. 고만고만하게 보이거든요. 비슷하다고 해서 다 같은 것은 아닙니다. 철저하게 개념을 분리해서 진정한 기회를 알아보는 지혜가 필요할 때입니다.

진정한 기회를 보는 눈을 길러라

세상에는 온갖 상술이 판을 치고 있습니다. 눈을 똑바로 뜨지 않으면 길을 잃고 헤매기 십상입니다. 수많은 업체들이 부르짖는 기업주도형, 소비자주도형, 기업중개형 등의 다양한 형태 속에서 그것이 어떻게 갈라져 나왔고 어떻게 생성된 것인가를 올바르게 파악하려면 학습이 필요합니다. 가능하면 책을 많이 읽으십시오. 책을 읽고 연구해서 진정한 기회를 찾아내는 사람은 성공할 확률이 높습니다.

또 하나 권하고 싶은 것은 주인의식을 가지라는 겁니다. 그래야 시대적 조류에 휩쓸려 엉뚱하게 피해를 입는 사태를 막을 수 있습니다. 중심을 잡아야 합니다. "친구 따라 강남 간다."는 말도 있지만 강남 가는 길은 그 친구도 모릅니다. 길은 여러분 스스로 선택해야 합니다. 어차피 여러분보다 더 잘 알고 있는 사람은 없습니다. 시대가 워낙 빠르게 변모하는 탓에 모두들 표류하고 흔들리는 세상입니다. 그러니 여러분 스스로 중심을 잡고 학습을 하거나 스승과의 상담을 통해 뼈대를 세워야 합니다. 기회와 위기는 동전의 양면과 같아서 결코 혼자 오지 않습니다. 위기는 곧 위기+기회입니다.

사회가 안정화 시대에 돌입하면 새로운 계층구조가 나오기는 극히 힘듭니다. 하지만 변화의 시기에는 모든 기회가 쏟아져 나옵니다. 변화의 시기에 꿈을 향해 나아가는 일이 결코 쉽지는 않습니다. 백만장자가 목표인데 그것을 달성하지 못할 수도 있습니다. 돈을 100억 벌려고 했는데 1,000만 원만 벌 수도 있습니다. 그게 뭐 어떻습니까. 중요한 건 내가 도전을 한다는 겁니다. 그게 살아 있는 모습 아닙니까?

혹시 세상에서 가장 큰 보물창고가 어디인지 아십니까? 바로 공동묘지입니다. 엄청나게 많은 꿈들이 그곳에 묻혀 있으니까요. 세상을 떠나면서 해보지 못한 것, 도전하지 않은 것 때문에 후회하는 사람들이 얼마나 많습니까. 꿈과 함께 무덤 속에 들어가지 마십시오. 하고 싶은 것은 실제로 해봐야 합니다. 젊음이 좋은 것은 도전해도 그리 잃을 것이 없고 누구도 손가락질을 하지 않는다는 겁니다. 다소 무모해 보일지라도 도전하는 것은 얼마나 아름답습니까. 해보지도 않고 비난부터 하는 사람들의 말은 들을 가치조차 없습니다. 웅크리는 삶보다 도전하는 삶이 훨씬 아름답습니다.

청춘이 지나면 그만큼 책임질 일이 늘어나기 때문에 도전하기보다 웅크리기 십상입니다. 여러분은 결과에 지나치게 집착하지 않아도 좋은 시절을 보내고 있지 않습니까? 그 시절에는 어떻게 살아갈 것인지, 어떤 인생을 살 것인지 중심을 세우는 게 훨씬 더 중요합니다.

꿈이 없는 사람은 죽은 시체와 다름없습니다. 젊은 시절을 직장생활에 얽매이다가 은퇴해 그럭저럭 살아가는 게 꿈은 아닐 겁니다. 자식 낳고 키우는 것이 인생의 전부는 아닙니다. 여러분 자신만의 목표를 찾아야 합니다. 스스로 살아가는 의미를 세워야 합니다. 표류하지 말고 여러분 자신의 세계를 찾아보십시오.

제 2장

인생과 거래하지 말고
투자를 하라

인생과 거래하지 말고 투자를 하라

돈의 쏠림 현상

성공의 궁극적인 목표가 뭐라고 생각합니까? 바로 행복입니다. 행복하기 위한 조건은 사람마다 다르겠지만 가장 기본은 여유를 누리는 권리입니다. 우리의 삶을 곰곰이 돌아보면 참 여유가 없다는 생각이 듭니다. 모두들 늘 뭔가에 쫓깁니다. 심지어 자신이 무엇에 쫓기는지조차 알지도 못하면서 그냥 '빨리빨리'에 휩쓸려 버립니다. 게으름이나 나태, 쉬어가기처럼 여유와 관련된 제목의 책들이 서점가의 한 코너를 장식하는 것도 그런 이유에서입니다. 좀 여유를 갖고 살라고 말입니다.

특히 날씨가 화창한 날에는 휴식도 취하고 여행도 하면서 나태하게 지내고 싶은 마음이 들지 않습니까? 사람들은 보통 '나태'를 죄악시하지만 가끔 나태하게 인생을 즐기는 것도 행복한 일입니다. 물론 자격을 갖추지 못한 사람이 나태를 즐기면 죄악일 수 있습니다. 그러나 자격을 갖춘 사람에게 나태는 인생의 감미로움을 맛보는 또 다른 즐거움입니다. 단지 자격을 갖추지 못한 사람이 워낙 많다 보니 나태를 죄악시하게 된 것뿐입니다. 나태함을 다른 말로 표현하면 '여유'라고 할 수 있습니다.

인생의 여유를 찾는 것, 나태함을 누릴 권리를 얻는 것은 그토록 어려운 일일까요? 좀 더 쉽게 그걸 얻을 수 있는 길은 없을까요? 삶의 여유는 우리가 반드시 찾아야 합니다. 어쩌면 그것은 우리가 살아가는 의미일 수도 있습니다.

아침에 신문을 펼치면 갑자기 뒷골이 당기지 않습니까? 온통 부정적이고 혈압 올라가는 소리만 나열되어 있으니 당연합니다. 구석진 어느 곳에서라도 격려나 위안, 위로가 되는 말을 찾아보기가 힘듭니다. 어떤 사람은 일부러 부정적인 기사로 도배되는 신문을 아예 외면한다고 합니다. 물론 인터넷 기사 역시 자극적이고 부정적이긴 마찬가지지만, 그래도 내 맘대로 클릭을 할 수 있으니 그런 기사는 건너뛸 수 있습니다. 특히 인터넷의 경우에는 낚시성 제목이 많기 때문에 주의할 필요가 있습니다.

심지어 말도 안 되는 제목, 기사와 상관없는 제목으로 클릭을 유도하는 경우도 있습니다.

사실 수많은 사람이 화창하고 따사로운 햇살을 여유롭게 즐길 수 있기를 원합니다. 모든 근심과 시름을 내려놓고 자연의 아름다움 속에서 거닐어 보고 싶어 합니다. 그런 여유를 누리는 사람은 과연 얼마나 될까요? 부정과 왜곡, 편견, 권모술수가 판치는 세상에서 그런 여유를 찾는 것은 결코 쉬운 일이 아닙니다. 어려워도 그 자격은 스스로 갖춰야 합니다. 여유와 나태함, 한가로움을 느낄 수 있는 자격은 노력으로 얻을 수 있습니다.

빌 게이츠의 말대로 세상이 불공평하다는 것을 증명하기라도 하듯, 어떤 사람은 그 자격을 획득하고 또 어떤 사람은 그 자격을 획득하지 못합니다. 그 이유는 뭘까요? 아마도 여러분은 빌프레도 파레토(Vilfredo Pareto)가 주장한 20 대 80의 법칙을 알고 있을 겁니다. 이것은 20퍼센트의 사람이 모든 부의 80퍼센트를 차지하고, 80퍼센트의 사람이 나머지 20퍼센트를 나눠먹으며 살아간다는 것입니다. 19세기에 나온 법칙이니 꽤 오래된 셈인데, 세상은 여전히 그 법칙의 굴레에서 벗어나지 못하는 것 같습니다.

인류 역사가 발달하면서 자본주의와 경제가 쏟아내는 부는 늘 소수가 독점한다는 파레토 법칙은 과연 사실일까요? 안타깝게도 얼마 전에 그게 사실이라는 것이 입증되었습니다. 부는 소수에게 몰린다는 겁니다. 파리에서 두 물리학자가 한 가지 실험을 했습니다. 네트워크에 속한 1,000명에게 똑같이 돈을 주고 똑같은 경제적 조건을 내걸어 시뮬레이션을 해본 겁니다. 어떤 결과가 나왔을까요? 흥미롭게도 몇 번을 반복해서 실험을 해도 돈은 한 곳으로 몰렸다고 합니다.

시뮬레이션을 하려면 수많은 변수를 고려해야 합니다. 경제학자의 시각으로 부의 변동이 발생한 이유를 찾으려면 다양한 조건이 필요합니다. 정신적인 조건도 있어야 하고 지적인 여유로움, 지혜, 현명함도 필요하지만 가장 기본이 되는 것은 바로 부의 자유로움입니다. 부로부터 자유롭다고 해서 여유를 가질 수 있는 건 아닙니다. 부를 제대로 쓸 수 있는 지혜나 지식도 필요합니다. 그래도 항상 여유를 누리려면 부로부터 자유로워야 합니다. 그렇기 때문에 부는 굉장히 중요한 요소라고 할 수 있습니다.

투자 없이 부의 축적은 없다

돈이 한쪽으로만 몰리는 이유가 궁금하지 않습니까? 경제학자들이 이런 궁금증을 해소하기 위해 팔을 걷고 나섰습니다. 이른바 '부의 변동'을 연구한 겁니다. 부의 변동에는 항상 두 가지 요소가 따라붙습니다. 하나는 거래이고, 다른 하나는 투자입니다.

여러분도 분명 거래나 투자를 하고 있을 겁니다. 거래는 부를 보다 평등하게 분배하는 경향이 있습니다. 그런데 투자는 굉장히 불규칙한 특성을 보이며 어느 선에 이르면 거래에 따른 부의 자연스러운 확산을 압도하게 됩니다. 좀 더 쉽게 설명해보겠습니다.

여러분이 지금 하고 있는 것은 대부분 거래입니다. 한마디로 거래를 통해서는 돈을 못 법니다. 돈을 벌려면 투자를 해야 합니다. 직장을 다니는 것은 거래일까요,

투자일까요? 거래입니다. 노동력을 제공하고 돈을 받는 거래입니다. 장사를 하는 것도 마찬가지입니다. 직장에 다니거나 장사를 하는 사람들은 노동수익을 얻습니다. 그것은 거래를 통해 얻는 것입니다.

직장에 다니거나 장사를 하는 사람들은 허리띠를 졸라매 돈을 모으려고 합니다. 돈을 모아서 무엇을 하려는 걸까요? 바로 투자입니다. 투자를 해야 돈을 벌 수 있으니까요. 앞서 말한 파리의 두 물리학자는 실험을 하면서 두 가지 변수를 집어넣었습니다. 그 변수란 바로 투자를 말합니다. 거래와 투자가 없으면 부는 항상 재분배됩니다. 극히 일부의 사람이 엄청난 부를 움켜쥐는 일은 발생하지 않습니다. 그러나 여기에 투자라는 변수가 등장하면 얘기는 달라집니다. 돈은 반드시 투자를 잘하는 사람에게 몰리게 마련입니다.

수많은 사람이 일단 거래를 통해 돈을 법니다. 거래를 해서 돈을 모은 다음 투자하기 위해서입니다. 여러분이 유일하게 투자할 수 있는 건 돈입니다. 공업화 시대에 투자할 수 있는 것은 돈밖에 없습니다. 아이템에는 한계가 있고 정보는 모든 사람이 필요로 하는 게 아니기 때문입니다.

대다수의 사람이 이런 꿈을 꿉니다. 어떻게든 열심히 일하거나 장사를 해서 돈을 모으고 그 돈을 투자하는 것 말입니다. 돈을 모아 땅, 상가, 주택, 주식, 채권에 투자하는 겁니다. 투자하지 않는 사람은 평생 정해진 선을 넘지 못합니다. 따라서 투자 개념은 상당히 중요합니다. 어떻게 해서든 종자돈을 모아 굴리고 굴려서 눈덩이처럼 키워나가야 부를 축적할 수 있습니다. 월급을 받아 그달 그달을 살아내기 바쁘거나 장사를 해도 수입이 변변치 않다면 종자돈을 모으기조차 힘들지만, 그래도 스스로 투자금을 마련해야 부를 업그레이드할 수 있습니다.

투자를 하면 거기서 돈이 만들어집니다. 물론 운이 나쁘면 오히려 까먹을 수도 있습니다. 그래서 투자는 신중하게 결정해야 합니다. 이러한 투자개념을 경제감각지수, 즉 FQ라고 합니다.

화교는 직장보다 투자를 선호한다

전 세계적으로 엄청난 부를 축적한 집단이 있습니다. 그들은 우리 주변에서도 볼 수 있습니다. 바로 화교입니다. 화교는 거의 직장생활을 하지 않습니다. 그들은 자녀에게도 직장생활은 별 볼일 없다고 가르칩니다. 그래서 그들은 대개 장사를 하거나 자영업 혹은 전문직에 종사하려고 애씁니다.

자녀가 어쩔 수 없이 직장에 다니게 되었을 경우에는 어떻게 할까요? 열심히 일하라고 격려합니다. 그리고 월급의 대부분을 저축하라고 합니다. 거의 80퍼센트 이상을 저축하게 합니다. 그 정도면 안 먹고 안 쓴다고 봐야 합니다.

죽어라고 저축을 해서 어느 정도 돈이 모이면 동업을 합니다. 혼자서 투자를 하면 위험부담도 크고 또한 돈도 부족하기 때문입니다. 직장생활을 5년이나 10년 정도 하면 자기들끼리 모여 하나의 그룹을 만든 다음 점포나 식당에 투자합니다. 그리고 거기서 남은 이익금을 나눠 갖습니다.

중국인에게 설날은 일 년 중에서 가장 긴 연휴입니다. 중국의 설 연휴는 유난히 긴데, 일 년에 한 번 모이는 그 기간에 자기들이 공동으로 투자한 돈을 회계 처리합니다. 그들은 투명하게 회계 처리를 하는 동시에 마작놀이를 즐기거나 술 한 잔 기울이면서 연휴를 보냅니다. 어쩌면 그런 풍습 때문에 설 연휴가 길어진 것인지도 모릅니다. 설날에 모여 일 년의 회계를 모두 처리하니까요.

화교 직장인들은 직장상사의 눈치를 살피려 하지 않습니다. 직장은 내 경력을 위한 것이지 평생을 위한 것은 아니라고 생각하기 때문입니다. 이러한 개념도 설날의 연휴 기간을 함께 즐기며 가르칩니다. 어느 정도 직장생활을 해서 돈이 모이면 투자를 하고, 나중에는 투자한 곳에서 돈을 더 많이 벌게 됩니다. 거기에서 돈이 생기면 또 다른 동업자를 만나 다른 곳에 투자합니다. 계속해서 투자를 하는 겁니다. 화교인들 사이에 이러한 투자방식은 하나의 전통으로 자리 잡았습니다.

또한 화교 직장인은 다른 곳에서 좋은 보수를 주겠다고 하면 과감하게 직장을 옮깁니다. 하긴 대다수의 사람들이 보수를 따라 이동합니다. 일단 자기분야에서 어느 정도 노하우가 생기면 화교는 창업을 합니다. 그처럼 안전하게 차근차근 밟아 올라가기 때문에 실패 확률이 낮고 개인적인 경제력은 점점 확장됩니다.

여유 없는 안정이 과연 존재할까?

화교는 그렇다 치고 우리나라 사람들은 어떨까요? 한마디로 우리나라 사람들은 투자에 대한 개념이 약한 편입니다. 그도 그럴 것이 시대적 배경이 참 곤궁했습니다. 우리는 농업화에서 곧바로 공업화로 넘어왔는데 농업화 단계에서 6.25를 겪었습니다. 우리네 부모님 세대는 춘궁기의 보릿고개를 넘으면서 최고의 경제목표를 '안정'에 두게 되었지요. 오로지 안정만이 목구멍의 거미줄을 끊어내는 지름길이라고 생각했던 겁니다. 그래서 자식들에게 항상 강조했습니다. 회사에 취직해라!

회사에 취직하지 않고 장사를 하려고 하면 심지어 이상한 놈으로 취급했습니다. 그 어려운 걸 왜 하려고 하느냐고 만류하기 일쑤였지요. 우리는 그런 식으로 경제감각지수를 배워왔습니다. 이런 까닭에 죽어라고 공부

해서 좋은 대학 들어가고 대기업에 취직하면 운수대통한 걸로 알았습니다. 좋은 직장에 다니면서 좋은 보수 받으면 그걸로 장땡이라는 겁니다.

그래서 간신히 노동력을 제공하고 월급을 받는 거래만 할 줄 압니다. 월급에 목을 매며 아등바등 살다가 돈이 좀 모이면 아파트부터 장만합니다. 그거 구입해서 붙들고 늘어지는 게 전부입니다. 어쩌다 돈이 좀 생겨도 선뜻 투자를 못합니다. 날릴까 봐 겁이 나서 그렇니다.

동업은 더더욱 기피해야 할 일로 여깁니다. 오죽하면 우리나라 속담에 "동업하면 망한다."는 말이 있겠습니까. 그렇다면 한번 생각해봅시다. 직장생활을 15년 하면 돈을 얼마나 모을 수 있을까요? 아마 1억이라도 모은다면 다행일 겁니다. 대출을 낀 집이 한 채 있고 현금으로 1억을 모았다면 대단히 성실하게 살아온 셈입니다. 그 돈 1억을 그냥 갖고 있으면 저절로 증식할까요? 그런 일은 결코 일어나지 않습니다. 그런데 그 1억을 감히 투자하지 못합니다. 애써 모은 돈을 날릴까 봐 두려운 겁니다.

투자하는 방법을 배운 적도 없고 어떻게 투자해야 하는지도 모르니 당연합니다. 투자에 대해서는 도통 배운

적이 없지 않습니까? 거기다 동업을 하면 망한다는 말이 뇌리에 깊이 박혀 있어 동업을 하겠다는 생각은 애초부터 하지 않습니다. 대부분 그렇게 살아갑니다.

그런 게 안정일까요? 대체 무얼 보고 그런 삶을 안정적이라고 하는 것인지 잘 모르겠습니다. 사실 '안정'이라는 것은 절대적인 개념이 아니라 상대적인 개념입니다. 그저 자신이 안정적이라고 믿을 뿐입니다. 저를 포함해 대부분의 사람들이 그렇게 살아갑니다. 그런 사고방식에서 여유를 찾기란 힘든 일입니다. 안정을 지향하면 이상하게도 늘 불안하기 때문입니다.

날씨가 추워지면 사람들은 기름 값이 더 들어갈 거라는 걱정을 합니다. 기름 값이 많이 올랐는데 이번 겨울에는 생활비가 더 빠듯해지겠구나 하는 생각을 하지 않습니까? 기존의 상태에서 조금이라도 변화가 생기면 사람들은 그것이 안정을 무너뜨린다고 생각합니다. 이것이 대다수의 마인드입니다. 당장 조금만 변화가 생겨도 그걸 걱정해야 하는 삶에 과연 안정이 존재할까요? 그런 삶을 안정적이라고 생각하는 것은 완전한 착각입니다. 세상에 여유 없는 안정이 어디 있습니까?

좋지 않은 환경은 기회의 또 다른 얼굴

　많은 사람이 여유를 누리지 못하면서도 자신은 안정적인 삶을 살아간다고 생각합니다. 왜 이런 생각을 하는 걸까요? 그 정도도 누리지 못하는 사람이 수두룩하다고 보기 때문입니다. 그래도 자신은 언제 잘릴지 몰라 전전 긍긍하거나 자식 공부도 제대로 못 시키는 사람보다 낫다 이겁니다. 자식들 학원이라도 한두 개 보내고 아파트도 30평대로 장만했으니 그 정도면 안정적이라고 여기는 겁니다. 그게 과연 안정적인 것인지는 저도 잘 모르겠습니다.

　물론 거래를 아예 그만두라는 얘기는 아닙니다. 거래는 모든 경제활동의 시초입니다. 그렇지만 거래가 다는 아닙니다. 여러분이 거래에서 멈추고 더 이상 발전하지 못하면 인생의 영역은 축소되고 맙니다. 그게 무슨 의미가 있겠습니까? 그렇게 예순 살, 일흔 살까지 안정적이라고 착각하며 산들 그것이 무슨 의미가 있느냐는 말입니다. 사실 우리는 안정적이지 못합니다. 인생의 아름다움을 발견하며 살아가는 사람이 얼마나 될까요? 현실적으로는 마음만이라도 여유로운 사람조차 찾기 힘듭니다.

삶의 여유를 찾고 인생의 아름다움을 누리려면 투자를 배워야 합니다. 그렇다고 있는 돈을 몽땅 쏟아 부으라는 얘기가 아닙니다. 사업도 일종의 투자입니다. 그것도 돈을 투자하는 사업이 아니라 시간을 투자하는 사업이 있습니다. 시간과 노력을 투자하는 겁니다.

직장에 다니는 것 역시 시간을 투자하는 거라고요? 내 시간을 투자해서 월급을 받는 거라고요? 천만의 말씀입니다. 그것은 어디까지나 거래입니다. 투자란 내가 빠져도 무언가 경제적 이익이 계속해서 발생하는 겁니다. 그런 사업에 시간을 투자하는 현명함을 발휘해야 합니다.

간혹 시간과 노력을 투자해서 사업을 1, 2년 했는데 잘 되지 않는다고 고민하는 사람이 있습니다. 무슨 걱정입니까? 투자를 한 다음 단기간에 회수하려고 하지 마십시오. 세상 어떤 사업도 단기간에 기대하는 만큼의 수익을 안겨주는 경우는 거의 없습니다.

사업에 시간을 투자할 때는 주의해야 할 게 있습니다. 그것은 사업을 함께하는 사업파트너보다 자기 자신에게 더 많은 시간을 투자해야 한다는 겁니다. 여러분 자신에게 시간을 투자해서 사고방식을 바꿔나가야 합니다. 먼저 생각이 바뀌어야 행동이 바뀝니다. 생각을 바꾸지 않으면 행동도 바뀌지 않고 나아가 환경 역시 바뀌지 않습니다.

대부분의 사람들이 "내 환경이 이러니 이렇게밖에 할 수 없다."고 말합니다. 그것은 착각입니다. 그렇게 생각하기 때문에 환경이 그런 것뿐입니다. 환경은 여러분의 생각에 따라 얼마든지 바뀔 수 있습니다. 설령 여러분이 현재 좋지 않은 환경에 있더라도, 개인적으로 굉장히 나쁜 환경에 있을지라도 그게 기회라는 것을 잊지 마십시오.

여러분의 환경이 나쁘다고 탓하지 마십시오. 환경이 좋았다면 무언가 새로운 일에 도전해볼 생각조차 하지 않았을 겁니다. 도전 없는 인생은 얼마나 밋밋하고 건조합니까? 무언가 새로운 것을 해본다는 것, 그 자체만으로도 인생에 의미가 더해집니다. 도전하지 않으면 그저 현실과 타협하게 될 뿐입니다. 현실과 타협해서 그럭저럭 살아가는 게 꿈입니까? 그게 목표입니까? 결코 그렇지 않을 겁니다. 그렇게 살아가기엔 여러분의 청춘과 삶이 너무 아까우니까요.

돈 투자가 겁나면 시간을 투자하라

투덜이가 되지 말고 징징대지도 마십시오. '환경이 이래서 못해먹겠다'는 말을 함부로 내뱉어서는 안 됩니다. 굳이 역사책 속에 들어간 위인들을 들먹이지 않더라도 우리 주위에서 무언가 이룬 사람은 모두 도전해서 얻어낸 것입니다. 그들은 사람이나 환경을 탓하지 않습니다. 그저 묵묵히 자기가 선택한 길을 걸어갈 뿐입니다. 결국 인생은 여러분의 선택에 달려 있습니다. 기존의 편견, 고정관념을 버리고 생각을 바꿔나가는 것 역시 여러분 자신에 대한 투자입니다.

많이 듣고 많이 읽어야 합니다. 우리는 어떤 상황에서든 희망에 매달려 결국에는 차이를 만들어내는 한 걸음을 내딛어야 합니다. 승산이 별로 없거나 쓸데없는 일 같다는 생각이 들 때조차 한 걸음 더 내딛으십시오. 결국에는 그 걸음 중 하나가 차이를 만들어내기 때문입니다. 제아무리 노력해도 과거는 바꿀 수 없지만, 미래는 다릅니다. 여러분이 생각을 바꾸면 행동이 달라지고 그 행동이 미래를 바꿉니다.

유대인과 화교는 직장생활을 선호하지 않습니다. 어쩔 수 없이 직장생활을 하게 되더라도 그 거래를 투자의 기회로 삼습니다. 그런 까닭에 그들은 식모살이를 할지라도 당당하고 자신감이 있습니다. 당장은 내가 식모살이를 할 입장밖에 안 되지만, 돈을 모아 반드시 투자가로 나설 거라는 꿈이 있기 때문입니다. 설령 식모살이를 할지라도 이런 개념으로 일해야 합니다.

그런데 사람들은 대부분 어떻습니까? 식모살이를 하면서 월급을 좀 많이 받으면 '이것도 나쁘지 않네' 하고 생각합니다. 이런 사고방식은 정말 곤란합니다. 인생에서 어떠한 차이도 만들어내지 못하고 결코 삶의 여유를 찾을 수 없기 때문입니다.

저는 소비자 쇼핑몰에 시간을 투자합니다. 그것은 하나의 유통형태이자 자연스러운 구매패턴입니다. 그렇다고 거액을 쏟아 붓는 것이 아니고 단지 제 시간과 노력을 투자할 뿐입니다. 유통의 흐름이 슈퍼마켓, 백화점, 대형 할인매장, 쇼핑몰로 발전해온 것처럼 자연스럽게 그 흐름을 따라 미래를 내다보고 투자하는 것입니다. 이미 컴퓨터나 TV를 통해 소비자 쇼핑몰에서 쇼핑하는 시대가 활짝 열렸습니다. 알고 있다시피 이제 소비자 쇼핑몰이 대세입니다.

저 역시 삶의 여유를 누리며 살고 싶습니다. 늘 빠듯하게 박박 기면서 무언가에 쫓기는 듯한 삶을 살고 싶은 마음은 조금도 없습니다. 한마디로 저는 가끔 농땡이를 칠 수 있는 삶을 원합니다. 남들 죄다 일하는 시간에 여유롭게 한강공원을 산책하거나 가족과 함께 나들이를 간다면 얼마나 환상적이겠습니까. 그게 바로 내 인생의 주인으로 살아가는 방식이 아닐까요?

그걸 즐기고 싶다면 개념을 잘 이해해야 합니다. 거래만 해서는 절대로 그런 삶을 누릴 수 없습니다. 거래는 그저 남의 호주머니만 채워줄 뿐입니다. 물론 거래는 필요합니다. 단, 그 거래는 투자를 위한 거래여야 합니다. 여러분이 소비자 쇼핑몰에 투자하지 않아도 좋습니다. 맥도날드나 KFC에 투자할 수도 있습니다.

하지만 위험부담이 커서 돈을 투자하기가 망설여진다면 저처럼 시간을 투자하는 방식을 선택하는 것이 좋습니다. 간신히 1억을 모아놓았는데 그것을 투자하기가 겁난다면? 거기에다 투자하는 방법도 모른다면? 당연히 시간을 투자하는 것이 바람직합니다.

ㄹ을 선택할 것인가, ㅂ을 선택할 것인가

시간은 어떻게 투자해야 할까요? 우리 주위에는 수 많은 거래가 있습니다. 수많은 아이템이 있다는 의미입 니다. 현재는 공업화와 정보화가 공존하는 시대로 인구 4,900만 명 중에서 경제활동 인구는 2,900만 명 정도입 니다. 그 2,900만 명 중 300만 명은 실업자이므로 2,600 만 개의 일자리가 있는 셈입니다. 2,600만 개의 일자리 중에는 투자도 있고 거래도 있을 겁니다. 물론 투자에는 소수만 뛰어들지만 말입니다.

투자와 거래는 100원 시장과 200원 시장에서 이루어 집니다. 100원 시장은 생산시장이고 200원 시장은 유통 시장입니다. 돈의 전체 액수에서 약 30퍼센트가 생산시 장에서 나오고, 70퍼센트가 유통시장에서 나오기 때문에 100원, 200원이라는 대푯값을 부여한 것입니다. 그 100원 시장에도 투자와 거래가 있고 200원 시장에도 투자와 거래가 있습니다. 여기에서 소비자들은 300원이라는 돈을 지출합니다. 여러분은 100원 시장이나 200원 시장에서 돈을 법니다.

예를 들어 직장에 다니면서 상가를 하나 갖고 있다면 거래에서 돈을 벌고 투자에서도 돈을 버는 것입니다. 그런데 정보화 시대에는 이러한 시장구도 개념 자체가 바뀝니다. 어떻게 바뀔까요? 사실 저는 어떻게 바뀌는지에 관심이 없습니다. 지금까지 지긋지긋하게 거래를 해왔으니 이제는 투자할 데가 있느냐 없느냐에 신경을 써야 하지 않을까요? 투자할 곳을 발견하기 위해서는 정보화 시대가 무엇을, 어떻게 바꿔놓는지 알아야 합니다. 시대가 바뀌면 시장구도가 바뀐다는 개념을 이해할 수 있습니까? 이는 결국 100원 시장과 200원 시장의 구도가 바뀐다는 의미입니다.

현재 100원 시장은 어떤 구도입니까? 95퍼센트가 제조 부문입니다. 농산물 쪽이 나머지 5퍼센트를 차지하고 있습니다. 앞으로는 100원 시장이 대부분 새로운 사업으로 채워질 겁니다. 따라서 현재 여러분이 알고 있는 100 원 시장에 관련되는 것은 20~30퍼센트면 충분합니다. 물론 새로운 분야도 기존의 것과 서로 연결되어 있기 때문에 이렇게 나누는 것이 어색할 수도 있습니다. 그러나 연결되는 모든 것을 새로운 분야로 치면 순수 제조, 순수 농산물 쪽은 아마 20~30퍼센트도 남지 않을 것입니다. 나머지는 IT나 BT 혹은 이러한 신기술과 연결된 퓨전 산업이 차지할 겁니다.

100원 시장과 관련해 거래를 하거나 투자를 통해 돈을 버는 사람은 대개 기업을 운영하거나 직장에 다니는 사람입니다. 이들이 100원 시장과 관련해서 살아남으려면 이러한 변화에 대처해야 합니다. 앞으로 남게 될 20~30퍼센트로 몽땅 몰려들면 곤란합니다. 가령 이 시장이 20퍼센트밖에 남지 않는다면 나머지 80퍼센트는 신기술로 채워지게 됩니다. 이때 살아남는 방법은 두 가지입니다. 20퍼센트 쪽으로 가거나 아니면 80퍼센트 쪽으로 가는 겁니다. 그 선택은 수많은 기업과 직장인의 몫입니다.

현실을 인정해야 해법을 찾을 수 있다

　국내 굴지의 기업 KT에서 대대적으로 구조조정을 단행할 때, 무려 5,505명이 명예퇴직을 했습니다. 그들은 평균 1억 5,000만 원을 받고 직장을 그만두었죠. 당시 명예퇴직한 사람 중에는 30대와 40대가 상당수에 달했습니다. 한창 일할 나이인 30대와 40대에 일을 그만두었다는 얘기입니다. 왜 그랬을까요? 사실 KT에 들어가는 게 그리 만만치는 않거든요. 그런데 왜 남들이 선망하는 직업을 갖고도 그것을 박찼을까요. 누군가가 인터뷰를 했는데 예순두 살까지 거기에 남아 있을 자신이 없어서 명예퇴직을 했다는 대답이 돌아왔답니다. IT산업이 너무 빨리 변해서 거기에 발맞출 자신이 없었던 겁니다.

　개인이든 회사든 생존을 하려면 시대적 흐름에 발을 맞춰야 합니다. 일단 사회에 나와도 지속적으로 학습을 해야 합니다. 그렇지 않으면 도태되기 십상입니다. 밑에서는 젊은 사람들이 계속해서 신기술을 배워 치고 올라옵니다. 위에는 인사적체로 뚫고 올라갈 자리가 거의 없습니다. 그러다 보니 한창 일할 나이인 30, 40대가 경쟁에서 살아남을 자신감을 잃고 발을 빼버리는 겁니다.

그러면 그들은 어디로 갔을까요? 6년치 월급을 한꺼번에 받아든 그들 중 일부는 거래는 거래인데 좀 더 나은 거래, 즉 자영업을 하거나 변리사, 감정평가사 같은 전문가 자격증을 따기 위해 재학습에 들어갔습니다. 심지어 몇 명은 한의대나 의대를 들어가겠다고 했습니다.

남아 있는 사람 역시 몸과 마음이 불편합니다. 또다시 구조조정이 없으리라는 보장도 없는 상태에서 떠나버린 사람들의 일까지 떠맡느라 12시, 1시까지 퇴근을 못합니다. 그나마 구조조정이 원만히 진행되면 다행이라고 할 수 있습니다.

일부 기업에서는 구조조정에 노조가 반발을 하면서 빨간 띠를 두르고 생존권을 보장하라고 시위를 합니다. 심지어 기업이 침몰하고 있는 순간에도 임금인상과 근무조건 개선을 요구합니다. 물론 회사가 정상적으로 가동하고 있는 상황이라면 시위를 해서라도 정당한 대가를 받는 것이 마땅합니다. 그렇지만 기업 자체가 생존의 갈림길에 서 있는 상황에서 그런 요구는 같이 죽자는 말과 다름없습니다.

어찌 보면 대학을 나오지 않은 일반직 근로자가 더 속이 편할 수도 있습니다. 그들은 예순 살까지 정년을 채울 확률이 높습니다. 그런데 대학을 나와 기간직으로 근무하는 사람들은 상황이 무척 열악합니다. 그럼에도 대학을 나와 관리직으로 일하는 사람은 노조 가입이 안 됩니다. 이것이 우리 사회의 현주소입니다.

물론 아무리 어렵고 힘든 환경도 일단 익숙해지면 견딜 만합니다. 적응이 되는 겁니다. 표면적으로는 조금도 어려움이 없는 것처럼 보입니다. 그것은 겉보기에 우아한 백조가 물 밑에서는 죽어라고 자맥질을 하는 것과 마찬가지입니다.

일자리를 위협하는 것은 이러한 구조조정뿐이 아닙니다. 더 큰 태풍이 우리를 감싸고 있습니다. 이미 우리는 그 태풍의 한가운데를 살아가고 있는 중입니다. 단지 우리가 그 사실을 깨닫지 못하고 인정하지 않을 뿐입니다.

하지만 그 태풍은 거부할 수도, 피해갈 수도 없습니다. 우리는 보다 분명하게 현실을 직시해야 합니다. 그 태풍에 맞서는 것이 아니라 그 위기 속에서 기회를 찾으려 노력해야 합니다.

소비자 쇼핑몰, 돈이 흐르는 길목

우리 곁에 다가온 커다란 태풍은 바로 온라인 시장입니다. 앞서 말한 200원 시장은 바로 수천조 원의 돈이 돌고 도는 오프라인 시장입니다. 오프라인의 뜻이 뭡니까? 바로 현장에서 직접 이루어진다는 것입니다. 총판, 대리점, 소매점, 슈퍼마켓, 백화점, 대형할인매장, 의사, 변호사, 변리사, 감정평가사, 공인회계사, 중개사, 세무사의 서비스는 모두 직접 현장에서 이루어집니다.

그런데 이러한 서비스 중 대다수가 온라인 안으로 들어가고 있습니다. 똑같은 서비스를 오프라인이 아니라 온라인에서 받게 된다는 말입니다. 전 산업이 온라인 안에 들어가 있다고 해도 과언이 아닐 정도로 지금은 온라인 서비스가 대세입니다. 물론 소비자는 편안하게 안방에 앉아 모든 것을 해결할 수 있습니다. 수천조 원 규모로 성장할 가능성이 큰 이 시장을 놓고 모든 대기업이 사활을 거는 이유가 여기에 있습니다.

우리나라 굴지의 대기업 중에서 인터넷에 쇼핑몰 하나 갖고 있지 않은 기업이 있습니까? 단 한 곳도 없습니다. 물론 아직까지는 인터넷 쇼핑몰에서 큰 돈을 벌지는 못하고 있습니다. 그래도 그들은 계속해서 투자를 합니다. 그 이유가 뭘까요? 무궁무진한 가능성 때문입니다. 좀 더 시간이 흐르면 온라인 시장이 오프라인 시장을 거의 다 잠식할지도 모릅니다.

인터넷 쇼핑몰에서 승리를 거두려면 어떻게 해야 할까요? 최대한 소비자를 끌어들여 그들의 입맛과 욕구에 맞는 서비스를 제공해야 합니다. 소비자를 확보하기 위한 경제학, 경영학적 노력을 마케팅이라고 합니다. 그리고 마케팅에서 가장 중요한 것은 결국 소비자의 욕구를 알아내는 것입니다. 욕구를 알아내 그에 맞는 서비스를 제공해야 소비자를 확보할 수 있으니까요. 이것은 마케팅에서 가장 중요한 부분입니다.

소비자의 입장에서 여러분은 어떤 쇼핑몰을 선택하겠습니까? 빨리 배달해주는 곳? 환불을 잘 해주는 곳? 제품 및 서비스가 마음에 쏙 드는 곳? 제품이 다양하고 가격이 싼 곳? 소비자가 원하는 욕구는 그야말로 바닷가의 모래알만큼이나 다양합니다. 심지어 자신이 좋아하는 연예인이 광고하는 제품만 골라서 소비하는 소비자도 있습니다. 상식의 선을 파괴해 엽기적이라고 할 정도의 소비습관을 보이는 소비자도 분명 있습니다.

그중에서 가장 큰 욕구는 무엇일까요? 바로 경제적 욕구입니다. 경제적 욕구란 싸게 구입하는 욕구가 아니라 돈을 쓰는 동시에 돈을 버는 욕구입니다. 그래서 등장한 것이 캐시백입니다. 지금은 대다수의 기업이 이익금의 일부를 떼어내 소비자에게 포인트 형태로 돌려주고 있습니다. 소비자의 욕구를 읽었기 때문입니다. 기업들은 보통 이익금의 2퍼센트나 4퍼센트를 캐시백으로 돌려주고 있습니다. 그렇다면 앞으로 궁극의 욕구까지 충족시키는 쇼핑몰이 대세라는 것은 불을 보듯 빤한 일 아닙니까? 이는 소비자 쇼핑몰이 돈의 흐름을 좌우한다는 얘기입니다. 돈을 벌려면 어떻게 해야 합니까? 당연히 돈이 몰리는 곳을 공략해야 합니다. 소비자 쇼핑몰에서 기회를 찾아야 한다는 말입니다.

시간을 **투자하라**

쇼핑몰의 공세는 그야말로 상상을 초월할 정도입니다. 심지어 이익금의 일부를 돌려주는 캐시백에서 그치는 것이 아니라, 전액을 돌려주는 소비자 쇼핑몰도 있습니다. 한마디로 완전한 소비자 중심의 쇼핑몰입니다. 이런 까닭에 소비자들이 대거 몰려들고 있습니다. 돈을 쓰는 동시에 돈을 돌려받을 수 있으니 당연한 겁니다.

만약 이러한 소비자 쇼핑몰에서 돈을 쓴 만큼 할인을 해주겠다고 하면 어떨까요? 아마도 소비자들이 폭풍처럼 몰려들 겁니다. 사람들은 대개 자신에게 익숙한 시스템을 좋아합니다. 그리고 사람들은 할인받는 것에 상당히 익숙합니다. 따라서 할인을 해주겠다고 하면 단박에 이해를 하는데, 할인이 아니라 똑같은 가격 혹은 약간 싼 가격으로 공급하면서 남은 이익금을 소비자에게 돌려주겠다고 하면 이해하는 데 좀 시간이 걸립니다.

자, 머릿속으로 한번 상상해봅시다. 지금 여러분 앞에 A4 용지 두 장이 놓여 있습니다. 한 장에는 '할인을 해줍니다'라고 적고, 다른 한 장에는 '최대한 저렴한 가격에 팔아 이익금을 나눠드립니다'라고 적습니다. 과연 소비자는 어느 쪽으로 미친 듯이 몰려들까요? 공식적으로 실험을 해본 적이 없으니 그 정확한 답은 아직 알 수 없습니다. 여러분은 어느 쪽으로 달려가겠습니까?

단순히 할인을 해주는 쇼핑몰은 그냥 싸게 해주는 개념밖에 없습니다. 만약 여러분이 모두에게 할인을 해주는 방식을 선택한다면 아직 자본주의와 인간 간의 함수관계를 이해하지 못한 셈이라고 할 수 있습니다. 물론 한 푼도 못 받을 수도 있지만 많이 받을 수도 있고 자신이 소비한 만큼 돌려받을 수 있는 데다 저렴하기까지 하다면 그쪽을 선택하는 게 좋습니다. 물론 이런 시스템에 익숙하지 않을 수도 있습니다. 내가 돈을 내고 쇼핑을 했는데 돈을 다시 돌려받는다는 게 말이 되느냐고 항변하는 사람이 있을지도 모릅니다.

지금까지 우리는 돈을 벌려면 반드시 거래를 해야 하

는 시스템으로 살아왔습니다. 따라서 돈을 벌기 위해서는 거래를 하는 것은 당연하다고 생각합니다. 사람들은 물건을 팔든, 사람을 끌어들이든, 그 어떤 식으로든 거래를 하는 것이 마땅하다고 여깁니다. 그래서 돈을 쓰는 동시에 돈을 버는 쇼핑몰 개념을 들려주면 듣자마자 그 기회를 잡을 자신이 없다고 말합니다. 그것은 자신이 없어서가 아니라 익숙하지 않기 때문입니다.

지금은 좀 어색할지도 모르지만 앞으로는 그런 쇼핑몰 개념이 대세가 될 것입니다. 모든 사람이 그러한 개념에 익숙해질 때가 되어서야 어기적거리며 기회를 찾을 생각입니까? 투자에는 적기가 있습니다. 언제 하느냐가 상당히 중요합니다. 물론 5년 뒤에 해도 괜찮습니다. 그렇지만 여러분이 만약 삶의 여유, 지금은 사치로까지 여겨지는 그 여유를 원한다면 거래가 아니라 반드시 투자를 해야 합니다. 여러분이 가장 많이 갖고 있는 게 뭡니까? 돈? 아니죠. 바로 시간입니다. 소비자 쇼핑몰은 여러분의 시간을 투자해서 최대의 효과를 낼 수 있는 기회입니다. 그 기회에 관심을 기울여보십시오.

소비자 쇼핑몰이 대세다!

이미 시간을 투자해서 그 기회를 충분히 살리고 있는 사람들이 많습니다. 그들은 어느 정도 지식을 갖추고 생각이 개방적인, 소위 지식인들입니다. 물론 아직까지 독립적으로 서지 못해 혼란과 갈등 속에 놓인 사람도 있습니다.

"시스템을 들어 보니 일리는 있는데 현실은 그렇지 않아. 말은 그럴 듯한데 현실은 좀 이상하게 돌아가는 것 같아."

"망했다고 하는 사람은 뭐고 집에 많은 양의 물건을 쌓아 놓았다고 하는 건 또 뭐야?"

들었을 때는 상당히 짜임새가 있고 분명 가능성이 커 보이는데 현실을 돌아보면 괴리가 있는 것 같아 고민을 하는 겁니다. 제대로 해내는 사람이 없는 것처럼 보여서 그렇습니다. 지금까지 시간을 투자해온 사람들은 나름대로 제대로 한다고 한 겁니다. 객관적으로 분석을 하면 시대적 흐름에 잘 맞지 않는 방식을 고수했으면서도 말입니다. 자기가 무조건 옳다고 고집을 부리는 사람은 벽이나 다름없습니다. 아무리 올바른 이야기를 들려주어도 그냥 툭 튕겨져 나옵니다.

다행히 제대로 배워 제대로 하는 사람들이 속속 늘어나고 있습니다. 여러분도 제대로 배워서 제대로 해야 합니다. 그래야 수많은 사람들이 소비자 쇼핑몰의 장점을 깨닫고 그 기회를 누리기 위해 찾아옵니다. 그렇게 관심을 기울이는 사람이 늘어나면 여러분의 기회도 확장됩니다. 이런 것을 비선형 함수라고 합니다.

안타깝게도 여러분은 선형함수에 익숙합니다. 선형함수는 간단합니다. 직장을 잡아 1년차에 얼마를 받으면 2년차에는 그보다 좀 더 올라야 하고, 3년차, 4년차로 갈수록 오르는 겁니다. 결국 20년차쯤 되어 최대치가 되면 거기서 멈추는 것에 익숙한데 이것이 선형함수입니다.

쇼핑몰 사업은 그 반대입니다. 따라서 한 달, 두 달, 석 달 만에 뭔가 성과를 내려고 해서는 곤란합니다. 처음에는 실패도 하고 좌절도 겪으면서 하나하나 터득해 나가게 됩니다. 여기서 무릎을 꿇어서는 안 됩니다. 분명 전환기가 찾아오니까요. 어느 순간부터 사업이 커져 나갑니다. 제가 앞에서 강조했듯이 우리는 역사 속에서 배워야 합니다. 역사는 되풀이됩니다.

불과 10여 년 전만 해도 '이제 대세는 대형할인매장입니다'라고 아무리 얘기를 해도 사람들은 믿지 않았습니다. 그때 대형할인매장이라고 해봐야 킴스클럽, 프라이스클럽이 한두 개 있을 뿐이었죠. 그러다 보니 지방도 대형할인매장 시대가 될 거라고 아무리 외쳐도 사람들은 그걸 거의 받아들이지 않았습니다. 대형할인매장은 미국처럼 땅덩이가 크고 슈퍼마켓에 가려고 해도 30분씩 차를 타고 나가야 하는 곳에서나 가능하다는 거였죠. 우리나라는 엎어지면 코 닿을 만한 곳에 슈퍼마켓이 있고 여기저기 시장이 있는데 무슨 대형할인매장이 필요하겠느냐는 겁니다.

그런데 지금 어떻습니까? 이미 대형할인매장이 백화점 매출액을 훌쩍 뛰어넘어 우리의 생활 속으로 깊이 침투한 지 오래되지 않았습니까? 우리는 과거 속에서 배워야 합니다. 대형할인매장이 여전히 성장세를 지속하는 가운데 소비자 쇼핑몰의 매출액이 기하급수적으로 성장하고 있습니다. 1년에 30~50퍼센트씩 뛰고 있는데 그 속에 기회가 없다면 말이 안 되는 겁니다.

자, 다시 한 번 외칩니다.

"이젠 소비자 쇼핑몰이 대세다!"

믿지 않으시겠습니까? 인정하지 않으렵니까? 과거의 사례 속에서 배우십시오. 분명 소비자 쇼핑몰은 기하급수적으로 성장할 겁니다. 그리고 그 속에는 보기만 해도 군침이 슬슬 도는 기회가 쫙 깔려 있습니다.

가끔은 농땡이를 치는 삶의 여유를 찾아

변화의 시기에는 정신을 똑바로 차려야 합니다. 어라, 하는 순간에 기회가 휙 지나가 버리기 때문입니다. 쇼핑 형태의 다변화와 더불어 소비자의 파워는 갈수록 강해지고 있고, 지금은 소비자에게 돈을 돌려주는 쇼핑몰이 강자의 자리에 올라설 확률이 가장 높습니다. 아직도 망설이고 있을지도 모릅니다. 저는 개인적으로 그렇게 여유를 부릴 수 있는 기간이 2, 3년만이라도 더 주어졌으면 하고 바랍니다. 나중에 땅을 치며 후회하는 사람을 하나라도 줄일 수 있도록 말입니다.

이제 소비자의 파워는 여러분이 기존에 알고 있던 것과는 비교가 안 될 정도로 강합니다. 그렇기 때문에 해답은 소비자에게 돈을 돌려주는 쇼핑몰뿐입니다. 그 쇼핑몰에서 소비자는 돈을 돌려받기 위해 소비자가 소비자를 부르는 마케팅을 펼칩니다. 어찌 보면 가장 확실하고 가장 강력한 마케팅일 수도 있습니다. 중요한 건 소비자를 불러오는 방식이 사람마다 다르다는 데 있습니다. 이런 까닭에 현실과 이상에 괴리가 발생할 수도 있습니다. 이것은 우리가 극복해야 할 과제지만 어쨌든 쇼핑몰 마케팅이 엄청난 기회를 제공하는 것만큼은 분명한 사실입니다.

이것은 시간을 투자하는 것이지 결코 거래가 아닙니다. 시간을 투자해서 즐겁게 내 개인적인 일을 하는 겁니다. 그렇게 해서 한 달에 몇 백씩, 나아가 몇 천씩 벌면 경제적 여유를 얻을 수 있습니다. 경제적 여유를 찾으면 삶의 여유도 누릴 수 있습니다. 주의할 것은 절대 아이템으로 접근해서는 안 된다는 겁니다. 아이템으로 접근하면 상대방이 아이템으로 반발을 합니다.

"앞으로는 소비자 쇼핑몰이 대세다. 이미 쇼핑몰 매출액이 수십조에 이른다."

이렇게 말하면 믿을 수 없으니 자료를 내놓으라고 반박합니다. 우리는 분명 거래가 아니라 투자를 하는 겁니다. 여러분은 삶의 여유를 누리고 싶지 않습니까? 분명 여유롭게 나태함마저 즐기며 살고 싶을 겁니다. 여유라고 해서 다 같은 여유가 아닙니다. 겉으로는 단풍구경을 하면서 머릿속으로는 회사 일을 걱정한다면 그건 여유가 아닙니다. 몸도 마음도 정신도 모두 여유를 누릴 수 있어야 합니다.

대다수의 사람들이 일하고 싶을 때 일하고, 즐기고 싶을 때 즐기고, 베풀고 싶을 때 베푸는 작은 여유로움조차 사치라고 생각합니다. 많은 사람이 그걸 누리지 못하니까요. 그렇다고 여유를 누리는 데 꼭 큰돈이 필요한 것은 아닙니다. 그냥 쓸 만큼만 있으면 됩니다. 그것을 가르는 것이 거래를 하느냐 아니면 투자를 하느냐 하는 것입니다.

만약 여러분에게 재산이 50억 원쯤 있다면 30억 원을 뚝 떼어내 채권, 주식, 부동산에 투자해야 합니다. 그렇게 투자하는 것이 마땅한 행동입니다. 그런데 우리 중 대다수는 그럴 만한 자금이 없습니다. 더구나 자칫 잘못하면 투자를 했다가 쫄딱 망할 수도 있습니다. 통계적으로 투자 열 건 중에서 아홉 건은 실패한다고 합니다. 그래도 투자하지 않으면 부를 축적할 수 없습니다. 투자를 하되 위험부담을 최소화할 수 있는 투자에는 어떤 것이 있을까요? 바로 시간을 투자하는 겁니다. 가능성에 시간을 투자하는 겁니다.

물론 제대로 해낼 수 있을지 고민이 될 수도 있습니다. 쇼핑몰의 가능성을 널리 알리려면 어떻게 해야 하는지 그 방법을 몰라 헤맬지도 모릅니다. 걱정할 필요 없습니다. 인생에서 우리가 배우지 못할 것은 없습니다. 시간과 노력을 투자하면 어떤 것이든 터득할 수 있습니다. 그 다음에는 앞에 고속도로가 뚫립니다.

가끔은 농땡이를 치고 싶지 않습니까? 빨리빨리 인생이 결코 좋은 건 아닙니다. 그런데 농땡이를 피우자니 먹고살기가 힘듭니다. 내가 농땡이를 치면 당장 생계가 어려워지니까 농땡이를 못 치는 겁니다. 물론 내가 농땡이를 좀 쳐도 생계에 지장이 없다면 적당히 농땡이를 쳐도 괜찮습니다. 그래야 마음의 여유로움도 찾고 남을 돌아볼 줄도 알게 됩니다.

지금 세상이 얼마나 각박합니까? 아주 사소한 일로 주먹다짐을 벌이기도 하고 심지어 묻지마 살인까지 일어나기도 합니다. 그게 다 삶의 여유가 없어서 그럽니다.

여러분, 적당히 농땡이를 칠 수 있는 여유를 갖고 살아갑시다. 그 자격만 갖추면 충분히 그럴 수 있습니다. 지금 여러분 앞에 다가온 기회를 잡아 지금보다 훨씬 여유로운 삶을 살아갈 수 있기를 바랍니다.

스스로 일자리를 창출하라

1판 1쇄 찍음 2011년 10월 14일
1판 1쇄 펴냄 2011년 10월 14일

지 은 이 신종훈
펴 낸 이 배동선
　　　　　 마케팅부/최진균, 서설
　　　　　 총무부/양상은
펴 낸 곳 아름다운사회
출판등록 2008년 1월 15일
등록번호 제2008-1738호
주　　소 서울시 강동구 성내동 446-23 덕양빌딩 202호 (우: 134-033)
대표전화 (02)479-0023
팩　　스 (02)479-0537
E-mail assabooks@naver.com
블 로 그 http://blog.naver.com/assabooks

ISBN : 978-89-5793-172-1　03320
값 6,500원

잘못된 책은 교환해 드립니다.